JN319185

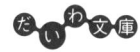

だいわ文庫

上半身に筋肉をつけると「肩がこらない」「ねこ背にならない」

中野ジェームズ修一

大和書房

PROLOGUE

上半身の筋肉を取り戻してラクに動きやすいからだになろう

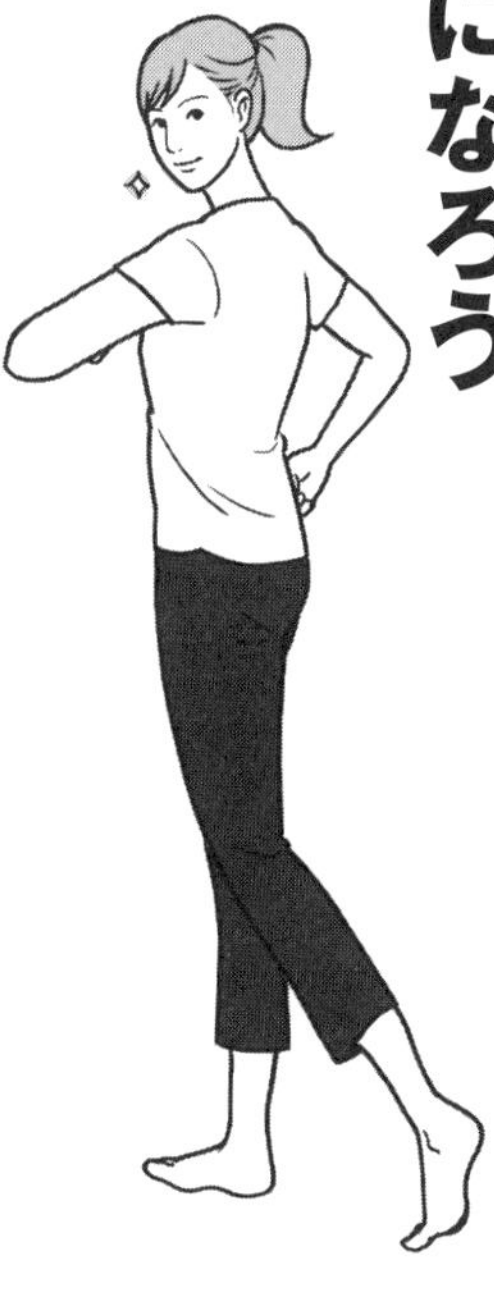

✧ねこ背・肩こりを左右する筋肉

姿勢の在り方は、肩こりと切っても切れない関係にあります。両者を結びつけるのが筋肉です。姿勢をよくするのも悪くするのも筋肉ですし、肩こりを改善するのも悪化させるのも筋肉なのです。

なぜ、筋肉の働きが重要なカギを握っているのか。そして、どのような運動をすれば筋肉を強化できるのか。それはおいおい本書の中で紹介していきますので、ぜひ筋肉の重要性をご理解いただき、本の中で紹介しているストレッチやトレーニングを、少しずつ実践していただければと思います。

この本の中では、ねこ背・肩こりになるメカニズムとそれぞれの解消法のほか、食事法や運動を継続させるためのモチベーションについても解説しています。姿勢や肩こりの改善ができれば、疲れにくく健康なからだを手に入れることも可能でしょう。

✧フィジカルトレーナーの現場から見えてきたこと

「ねこ背は見た目が悪いから、背すじがシャンとした姿勢を手に入れたい」

「ガチガチの肩こりから解放されたい」

「健康的な生活を送るために、何をしたらよいのかを知りたい」

皆さんは、どのような思いでこの本を手にとってくださったのでしょうか。

私はフィジカルトレーナーとして、常に現場でクライアント（依頼者）の肉体改造をお手伝いしてきました。仕事では、年齢・性別を問わず数え切れないくらいたくさんの方々と接してきたと自負しています。

24年にわたる経験を通じて、トップアスリートや俳優、モデル、ヘアメイク、カメラマン、それから各分野の第一線で活躍するビジネスマンなど、さまざまな職種、タイプの人を見る機会に恵まれました。

日々たくさんの方々を見ていると、一人ひとりの個性が異なるように、筋肉のつき方や姿勢も人それぞれであるという事実にいつもながら驚かされます。誰一人として、同じ体型を持つ人は存在しません。筋肉も姿勢もまさに千差万別。抱えている悩みや課題、目標も人によってバラバラです。

さまざまな方の多様な個性に触れているうちに、私の指導法は少しずつ進化してきたように感じています。

たとえば、クライアントから姿勢を正したいというリクエストがあったとしましょう。振り返ってみると、かつての私は、万人にとって理想の姿勢を提示しながら「この姿勢をめざしましょう」と、型にはまった指導をしていたように思います。実際、教科書的な〝いい姿勢〟を推奨する内容の本を執筆したこともあります。

しかし、当時から言葉ではうまく言えないながらも、ちょっとした違和感がありました。自分の発言が間違っているとは思わないけれど、今ひとつクリアに発声できないようなもどかしさ。喉の奥に小骨が引っかかったような感覚があったのです。

✧本当に〝いい姿勢〟とは？

そんな私のモヤモヤを解消してくれたのは、ほかでもなく日々接しているクライアントの方々でした。

一人ひとりまったく個性が異なる筋肉と姿勢。それをじっくりと眺めているうちに、だんだん見えてくるものがありました。それは「正解は一つではない」という真理だったのです。

ライフスタイルや生き方、価値観、仕事、やっているスポーツは人それぞれ。そう考えると、「同じ姿勢をめざしましょう」という考え方そのものを疑ってしかるべきではないだろうか。

最終的に〝いい姿勢〟とは、どういう姿勢を意味しているのだろう？　それをひたすら追求し、答えを示したのが本書というわけです。

本書は、これまでの姿勢改善の在り方に一石を投じる内容であると思います。決して世の中の姿勢改善本を否定するつもりはなく、私自身の指導法を進化させるために記したというのが正直な気持ちです。

この本に書いている内容は、机上の空論ではなく、私が現場で気づいたことを可能な限り反映させたつもりです。ですから、私が読者の皆さんに教えるのではありません。私がクライアントから教えられたことを、皆さんにわかりやすくお伝えするための本なのです。

なお、本書では上半身の筋肉に焦点を当て、健康な上半身をつくるための情報をお届けしていますが、からだ全体の健康を得るためには下半身の筋肉をつけることも大切です。下半身の健康については、本書の姉妹本でもある『下半身に筋肉をつけると「太らない」「疲れない」』に詳しく書いていますので、あわせてお読みいただければ幸いです。

中野ジェームズ修一

CONTENTS

CONTENTS

PART 2

LIFE STYLE TO GOOD POSTURE

「ねこ背トレ」——普段の生活をしながら筋肉をつける

PART 3
STIFF SHOULDER

「肩こり」——肩がずっとこる理由

PART 4

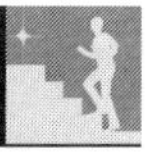

LIFE STYLE TO GOOD STIFF SHOULDER

「コリトレ」――普段の生活をしながら筋肉をつける

PART 5

MEAL

「食事」――筋肉を意識した食事は、からだをラクにする

CONTENTS

PART 6

MOTIVATION

「ねこ背トレ&コリトレ」——気持ちが上がる続け方

COLUMN

PART 1

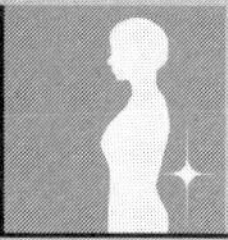

POSTURE

「ねこ背」
―― 姿勢が悪くなってしまう理由

POSTURE
!

背骨のカーブが崩れると、ねこ背になる

背骨は〝S字カーブ〟で強度をキープしている。ソファのスプリングと同じ

老若男女を問わず、「ねこ背をなおしたい」という声をよく耳にします。背中が丸くなると見た目の印象が悪くなるから、からだの不調につながるおそれがあるから、など理由はさまざまでしょう。

では、私たちを悩ませるねこ背とは、いったいどんな状態を指すのでしょうか。

ねこ背は、医学的には円背《えんぱい》といい、人の背骨の状態によって定義されます。

人の背骨（脊柱《せきちゅう》）は、「椎体《ついたい》」という円柱状の骨が連結してできています。積み木を重ねてタワーをつくる状況をイメージしてください。積み木を重ねるとき、私たちは大きな積み木から順に乗せていき、小さな積み木を上に置いて安定させるはずです。人間のからだも、下から「腰椎《ようつい》」5個、「胸椎《きょうつい》」12個、「頸椎《けいつい》」7個、計24個の骨が大→小の順に積み重なって背骨を形成しているのです。

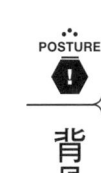

しかし、単純に骨が積み重なっているだけでは、たとえばジャンプして着地したときに、骨と骨がぶつかり合って損傷する心配が出てきます。そこで、骨と骨の間には「椎間板《ついかんばん》」という軟骨があり、クッションの役割を果たしてくれています。ただし、椎間板のクッションがあるだけでは、私たちが歩いたり、走ったり、階段を降りたりするときの衝撃を吸収するには不十分。そのため、背骨は前後に湾曲したS字カーブを描いています。ソファやベッドなどの衝撃吸収材として、S字スプリングが使われているのと同じ原理です。骨もスプリングも、S字にすることで衝撃を吸収して強度を保っているのです。

ナチュラルカーブが背骨の理想の形

骨格標本の背骨部分を見ると、上部の頸椎は前にカーブ（前湾）し、中部の胸椎は後ろにカーブ（後湾）し、下部の腰椎は再び前にカーブ（前湾）しているのがわかります。このカーブには理想的な角度があり、ナチュラルカーブ（生理的湾曲）と呼ばれています。

つまり、医学的には背骨のナチュラルカーブが正しく描かれている人＝姿勢がいい

3種類のS字カーブ

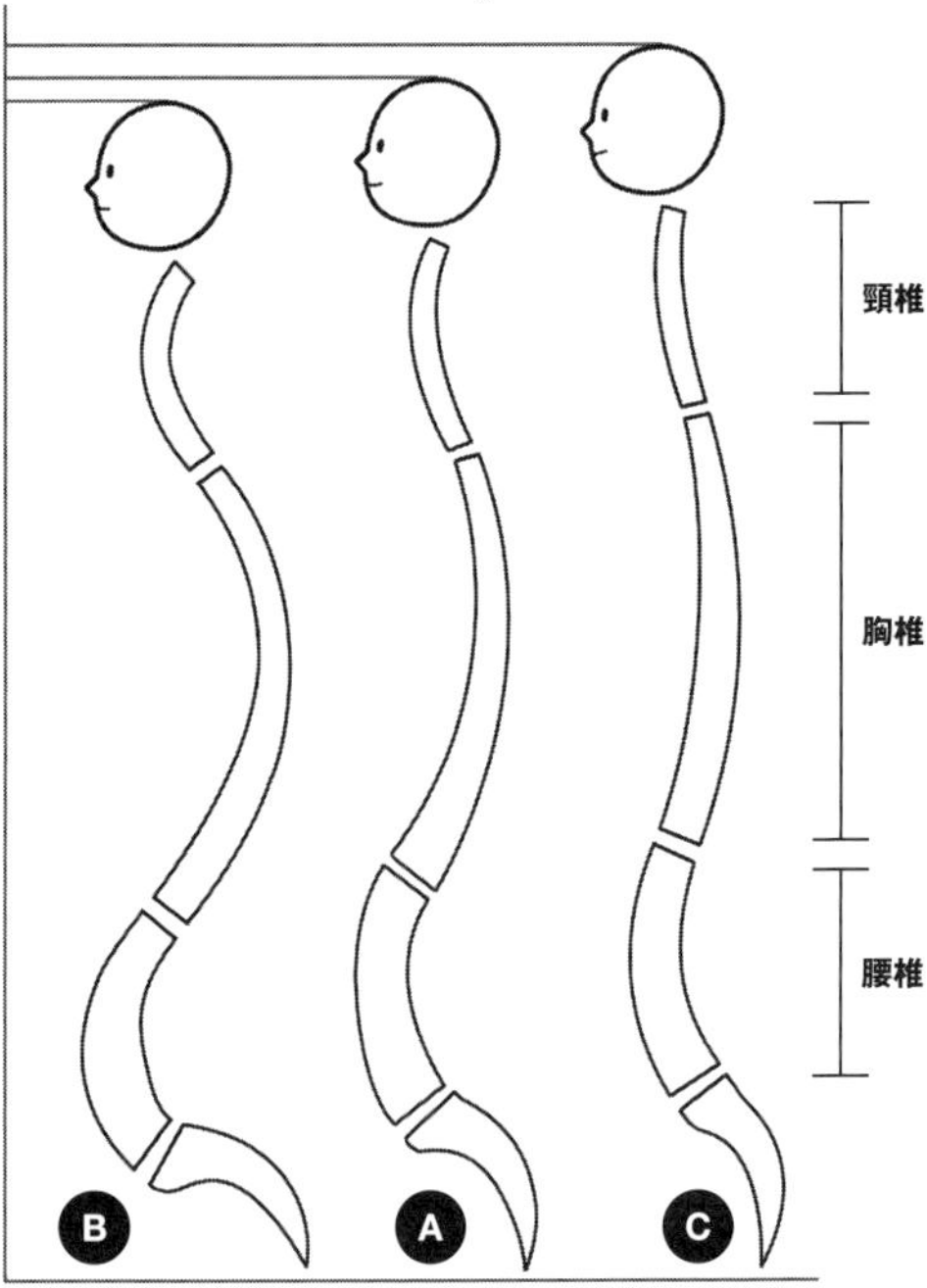

Ⓐ：理想的なナチュラルカーブ
Ⓑ：胸椎が後ろにカーブしているねこ背
Ⓒ：全体のカーブが少なすぎる状態

人、ナチュラルカーブが崩れている人＝姿勢が悪い人、と診断されるわけです。

右ページの図に、3種類のS字カーブがあります。中央のAが、**理想的なナチュラルカーブ**です。Bをご覧いただくとわかるように、**胸椎が通常よりも大きく後ろにカーブすることで、背中が丸まって見える**ために「ねこ背」と呼ばれる姿勢ができます。このとき、腰椎も過剰に前にカーブすることで、主に腰痛の原因となる「反り腰」の姿勢が併せて出る場合もあります。

逆に、Cのように背骨のカーブが少なすぎるのも問題です。**椎体のカーブが浅くなると、クッション機能が低下し、衝撃を吸収しにくくなります。**結果として、椎間板に大きな負担がかかってしまいます。

また、前後のカーブが崩れるだけでなく、左右のカーブが崩れた状態（側弯《そくわん》）も悪い姿勢とされています。

POSTURE NAVI 1

ナチュラルカーブが〝いい姿勢〟の理想型。

POSTURE
LIFE STYLE TO GOOD POSTURE
STIFF SHOULDER
LIFE STYLE TO GOOD STIFF SHOULDER
MEAL
MOTIVATION

POSTURE ?

「正しい姿勢」＝ナチュラルカーブでなくてもOK⁉

「自転車をうまく漕ぎ続けられる姿勢」が正しい姿勢?

ここで、正しい姿勢とは何かということについて、少し掘り下げてみます。

おそらく、読者の皆さんは次のように思っているのではないでしょうか。

「えっ⁉　さっきナチュラルカーブがいい姿勢だと言ったじゃないか?」と。

たしかに、〝医学的〟にはナチュラルカーブが正しい姿勢であることに間違いはありません。多くの健康書でも「いかにしてナチュラルカーブを取り戻すか?」という観点からさまざまな解説をしています。

私自身、トレーナーの仕事に就いた当初は、ナチュラルカーブこそがよい姿勢であると学びましたし、多くの方をナチュラルカーブへと導いてきたのも事実です。

しかし、20年以上経験を重ねるうちに、だんだん「何かが違う」と思うようになってきました。

私の〝姿勢観〟が決定的に変わったのは、世界的な自転車ロードレースであるツール・ド・フランスに参戦した日本人選手のドキュメンタリー番組を観たのがきっかけでした。ツール・ド・フランスに参戦するくらいですから、彼らは自転車選手としてトップレベルであり、一般の人より体力的にもはるかに優れています。

実際に選手の脚まわりを見ると、筋肉が異常なまでに発達し、鍛え抜かれているのは一目瞭然でした。

ところが、です。彼らは自転車に長時間乗り続けるのはまったく苦にしないのですが、自転車を降りると、立つのも歩くのもとてもしんどそうです。少し歩いただけで歩く姿勢を保つのに疲れてしまい、やたらとバスやタクシーを使いたがるのです。

その様子を見ていたときに「そうだったんだ！」と気づきました。自転車選手である彼らは、自転車に乗る姿勢さえきちんととれていれば、プロとして活躍することが可能です。立ったり歩いたりする姿勢が苦手でも別にかまわないのです。

自転車選手にとっては、自転車をうまく漕ぎ続けられる姿勢こそが正しい姿勢なのではないだろうか。ナチュラルカーブは、本当に全員にとって正しい姿勢といえるのだろうか。私はしだいにこう考えるようになったのです。

正しい姿勢は、人それぞれ

自転車選手には自転車選手にとっての正しい姿勢があり、テニスプレイヤーにはテニスプレイヤーにとっての正しい姿勢がある。そうなると、正しい姿勢を定義するのはとても難しくなります。

それでも、あえて定義をするならば、医師で神経生理学者のマギー・Kによる次の表現が最も適切ではないかと考えます。

「正しい姿勢とは、個々の関節に関わる力が最小となる位置である」

人間のからだは、約200個の骨から構成されています。この骨と骨とがつながっている部分（関節）に過剰な負担がかかると痛みが伴いますから、悪い姿勢であると判断できます。

逆に、スポーツをしたり日常生活を送ったりするうえで、まったく支障がなく動作が快適に行えるようであれば、関節にかかる負担は最少となっているので、正しい姿勢であるといえます。

あなたがデスクワークをしているビジネスマンであれば、**長時間椅子に座ってパソ**

コンを使うことができる姿勢が正しい姿勢ということになります。**専業主婦であれば、家事や育児をするときに苦にならない姿勢**になるでしょうか。

よく、バイオリニストはからだが歪んでいるといわれます。バイオリンは鎖骨の一方と下あごで楽器を支える特殊な動作を要しますから、弾き続けていれば姿勢が変化するのは当然です。しかし、バイオリニストにとっては職業上、その姿勢が必要であって、あえて矯正すると演奏に最適な姿勢を失うことになりかねません。

本書では、**「正しい姿勢とは、関節への負担が最少となる姿勢」「悪い姿勢とは、関節への負担がかかり痛みなどを伴う姿勢」**という前提に立ち、自分にとって最もよい姿勢を維持するための方法を解説していきます。

ただし、自分にとって正しい姿勢を身につけるだけでなく、見た目に美しい姿勢になりたいという方もいるはずです。そんな方にも役立つアドバイスをお届けしていくつもりです。

POSTURE NAVI 2

正しい姿勢とは、関節への負担が最も少ない姿勢のこと。

POSTURE ?

生活しているだけで姿勢は崩れていく

からだが痛くなるのは歪みのせい？

私たちが普通に生活しているだけでも、背骨のナチュラルカーブは崩れていきます。たとえば、脚を伸ばして寝ていると腰椎のカーブが崩れ、椎間板に負担がかかります。腰痛持ちの人が、膝を立てたり横向きで寝るのがラクだというのは、こういう理由があるからです。

横になって寝続けても、重力の働きによって背骨は寝床の方向へとずれていきます。ですから、睡眠中に寝返りを打つのも当然です。寝返りとは、背骨が本来の並びを失うことで筋肉の一部が圧迫されたとき、それを解消しようとする自然の欲求から起こるのです。

さらに、利き腕の影響によってもナチュラルカーブは崩れていきます。右利きのテニスプレイヤーは、右腕で何千回、何万回とラケットを振り続けますから、当然右腕の筋肉量が増えていきます。同時に、ボールを打つと右腕の骨はインパクトを受けるので、骨密度が高まっていきます。その結果、左腕と比較して圧倒的に右腕が重くなります。右腕が重くなると、からだは右側に傾いていくように思えますが、右利きのテニスプレイヤーを立たせても、見た目には傾いているようには見えません。なぜなら、無意識のうちに何らかの筋肉を使ってからだを起こそうとする反応が働いているからです。

つまり、そのテニスプレイヤーは腕以外の筋肉のつき方も左右非対称となりますから、骨格が歪んでくるのも自然のなりゆきなのです。

アスリートに限らず、ビジネスマンが通勤時に一方の手でカバンを持ち続けているだけでも、そのカバンを持ちやすいような骨格ができていきます。

どんな人でも、仕事や日常生活を通じて何らかの動作を続けているはずですから、当然のようにその動作に応じた骨格がつくられていくわけです。

前述したように、骨格が歪んでいても、まったく支障なく動作が快適に行えるようであれば、それがその人にとっての正しい姿勢です。

明らかに見た目で体型が歪んでいる場合は別ですが、決して歪みそのものが悪いわけではありません。神経質に歪みを矯正する必要はないのです。

本当の問題は、筋肉量の低下

からだの歪みを気にしなくても大丈夫――こうお話しすると、皆さんから不安の声が聞こえてきそうです。

「でも、最近、背中や首が痛いのは、パソコンを使う仕事を続けてきて、慢性的なねこ背になっているからでは？」

「そうは言っても、疲れを感じやすくなってから、ますます姿勢が悪くなっているような気がする。やっぱりからだの歪みをなおさないとダメなのでは？」

からだの疲れや痛みが気になるようになったとき、ふと鏡に映った自分を見たら、姿勢が悪くなっているのに気づいた。だから、すべての原因はからだの歪みにある、と考えたくなる気持ちはよくわかります。

しかし、実は本当の問題はそこではないのです。

からだの疲れや痛みをもたらす最大の原因、それは筋肉量の低下です。人間の筋肉量は、20歳前後をピークに、意識的にからだを動かさなければ着実に減っていきます。

筋肉量が少なくなると、少ない筋肉で骨格を支えなければならなくなり、筋肉が常に緊張状態を強いられます。そのため、疲れや痛みが起きてしまうのです。

疲れや痛みを感じると、生活の中での活動量が落ちてきて、ますます筋肉の衰えに拍車がかかります。そうなると、日常の動作に適した骨格のバランスも保てなくなり、バイオリンを弾くのもパソコンのキーボードを叩くのもつらくなります。今まで持っていたカバンも重く感じられるようになり、もっとカバンを軽くしたくなります。カバンが軽くなると、筋肉への刺激は少なくなっていくので、さらに筋肉が衰えるという悪循環に陥ります。

このとき多くの人は、「バイオリンをやっているから」「パソコンの作業ばかりしているから」、からだが歪んで疲れや痛みが起きると錯覚してしまいます。

繰り返しますが、問題はからだの歪みではありません。加齢と運動不足によって、からだ全体の筋肉量が低下していることのほうがはるかに大問題なのです。

POSTURE NAVI 3

疲れや痛みを感じたら、まずは筋肉量をチェック。

POSTURE
LIFE STYLE TO GOOD POSTURE
STIFF SHOULDER
LIFE STYLE TO GOOD STIFF SHOULDER
MEAL
MOTIVATION

POSTURE !

よい姿勢は筋肉がつくっている

からだが痛むと、筋肉は硬くなる

筋肉の重要性をご理解いただくために、筋肉と姿勢の関係について詳しく見ていきましょう。

人間の背骨は、24個の骨が連結しながらS字カーブを形成しているとお話ししました。では、S字カーブは、具体的にどうやってつくられているのでしょうか。

背骨を形成する一つひとつの骨には、「棘突起《きょくとっき》」と呼ばれる突起物がついています。この突起物と、ほかの突起物との間を結ぶのが靱帯《じんたい》と筋肉です。

靱帯は、骨同士をつなぐ輪ゴムのようなものです。2つの骨の突起物に輪ゴムがかかっている状態をイメージしてください。この輪ゴムが伸びもせず、緩みもせずにピッタリ引っかかっている状態が、正しい姿勢となっている状態です。

背骨のS字カーブの角度は、筋肉によって決められています。通常は、筋肉が絶妙なバランスで理想のS字カーブをつくり上げていますが、日常動作を通じて、筋肉のバランスが変化することで、カーブの角度も変化します。

では、カーブの角度が変わり、突起物と突起物の間隔が開いたとしましょう。このとき輪ゴム（靱帯）は引っ張られて伸び、からだの痛みを伴います。

痛みを感じると、人間のからだには防衛反応が働き、靱帯をこれ以上伸ばさないように、まわりについている筋肉をかためてしまいます。これは「筋拘縮《きんこうしゅく》」という症状です。つまり、**背骨を支える筋肉（多裂筋《たれつきん》といいます）が部分的に強化されたり、かたまったりすることで、S字カーブのバランスがしだいに崩れていきます。**こうしてねこ背もつくられるわけです。

背すじを伸ばしても姿勢はよくならない

ねこ背の人は、年齢とともに筋肉量が低下してくると、今までの背骨のカーブを支えきれなくなり、痛みや疲れを感じるようになります。

では、ねこ背の人が、背すじを無理に伸ばすことでナチュラルカーブを取り戻そうとしたらどうなるでしょうか。

骨どうしをつなぐ役目をしている靱帯

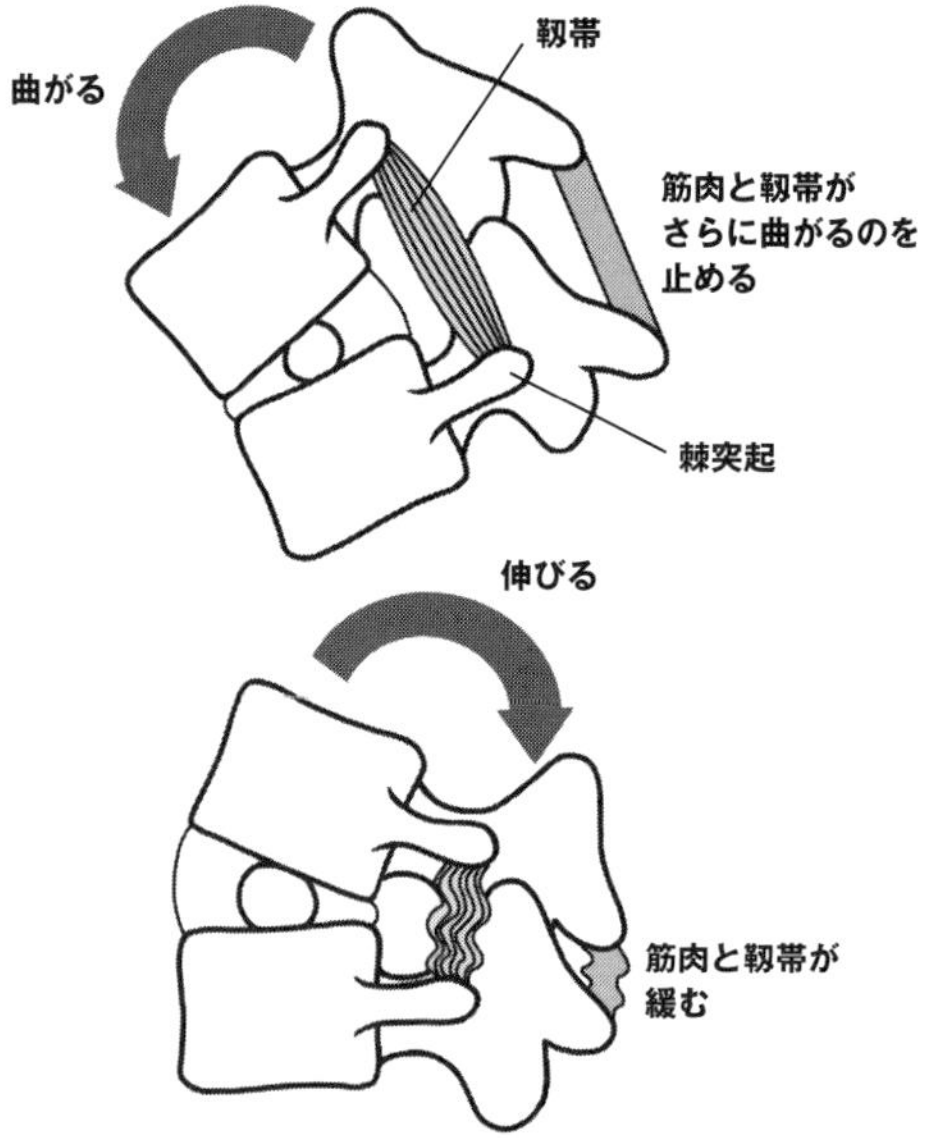

カーブの角度が変わって、突起物と突起物の間が開くと、靱帯は引っ張られて、からだが痛みを感じる。痛みを感じると、人間のからだには防衛本能が働き、靱帯をこれ以上伸ばさないように、まわりについている筋肉をかためてしまう。

子どものころから「背すじを伸ばして姿勢をよくしなさい！」と、学校や家庭で教えられてきた方は少なくありません。背すじを伸ばせば姿勢がよくなるという考えは根強いようです。

私たちが背すじを伸ばすときに主に使うのは、からだの表面近くにある筋肉（アウターマッスル）。**筋肉量が低下しているにもかかわらず、アウターマッスルの力で姿勢を変えることになります。**アウターマッスルは酸素とエネルギーをたくさん消費しますから、すぐに疲れてしまいます。長時間、背すじを伸ばし続けるのは不可能です。

皆さんも仕事やデートなどで大切な人と会うときに、意識して背すじを伸ばそうとした経験をお持ちでしょう。そのときは、とくに運動をしたわけでもないのにどっと疲れが出てしまったのではないでしょうか。筋肉が少ない状態で無理やり背すじを伸ばしても、結局、疲れて横になってしまったり、集中力がなくなって仕事の生産性が低下したりと、逆効果になりかねないのです。

POSTURE NAVI 4

筋肉バランスを整えて、無理のない正しい姿勢をキープすることのほうが大切。

POSTURE
LIFE STYLE TO GOOD POSTURE
STIFF SHOULDER
LIFE STYLE TO GOOD STIFF SHOULDER
MEAL
MOTIVATION

POSTURE 1

体幹トレーニングが大切といわれるわけ

上半身の姿勢を保つ「コアユニット」＝「体幹」

先ほど、背骨の両脇に位置する多裂筋が背骨のS字カーブをつくっているとお話ししました。しかし、多裂筋だけが人間の姿勢をつくっているわけではありません。人間の姿勢は、さまざまな筋肉によって支えられています。

なかでも、上半身の姿勢を保っているのが「コアユニット」と呼ばれる筋肉のユニット。一般に「体幹」とも称されるところです。

人間の胸部を覆っているのが肋骨《ろっこつ》であり、からだの中央で上半身と下半身をつなぐ要に位置するのが骨盤です。肋骨には、心臓などの胸部内臓を守るという大切な役割がありますが、肋骨と骨盤の間には外的な刺激から内臓を守る骨がありません。

肋骨が上半身を覆い尽くしていれば、胃やすい臓などの臓器も守られるので安心。にもかかわらず、なぜ肋骨は胸部だけしか覆っていないのでしょう？

答えは、動作の自由を確保するためです。肋骨を胸部までにとどめることで、人間はさまざまな動作を可能にしています。とはいえ、内臓を守るという課題はクリアする必要があります。そこで、骨の代わりに筋肉が腹部を覆うようになったのです。

コアユニットは、腹部を支える四角い箱にたとえられます。四角い箱をつくっているのが、腹横筋《ふくおうきん》、腹斜筋《ふくしゃきん》、骨盤底筋群《こつばんていきんぐん》、多裂筋という筋肉です。簡単にいうと、腹横筋は肋骨と骨盤に付着し、おなかまわりにコルセットのように巻かれている筋肉。腹斜筋は、文字どおりおなかを斜めに走っています。

骨盤底筋群は、骨盤の底にある内蔵をハンモックのように支えている筋肉。尿道や肛門《こうもん》を取り巻いている筋肉でもあります。

背中の最も深い位置にあり、背骨の両脇について背骨を支えるのが多裂筋でした。この筋肉が弱まると、背骨を支えきれなくなり腰痛の原因となります。**これらの筋肉が四角いコアユニットを形成し、上半身の姿勢を形づくっているというわけです。**

体幹が弱くなるとねこ背に

コアユニット（体幹）を、トイレットペーパーの芯にたとえてみましょう。肋骨と

上半身の姿勢をつくっている コアユニット（体幹）

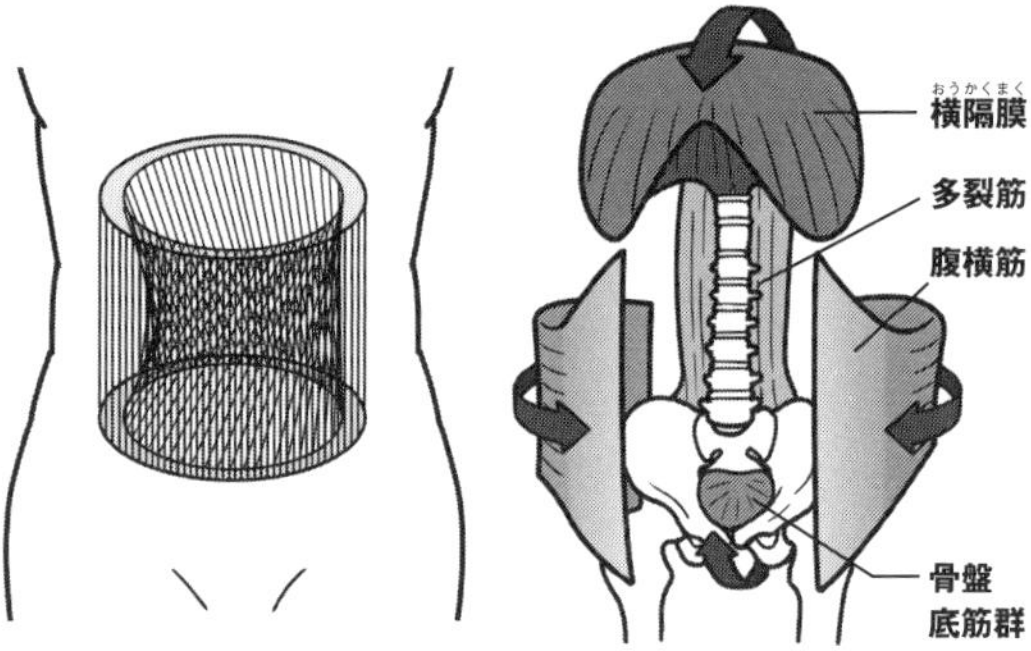

※イメージ図

【コアユニット（体幹）】

- **腹　横　筋：** 肋骨と骨盤に付着し、おなかまわりに
コルセットのように巻かれている筋肉。
- **腹　斜　筋：** おなかを斜めに走っている筋肉。
- **骨盤底筋群：** 骨盤の底にあるインナーマッスル。
尿道や肛門を取り巻く筋肉。
- **多　裂　筋：** 背中の最も深い位置にあり、
背骨の両脇に付着して背骨を支える筋肉。

骨盤の間に、非常に厚くて丈夫な芯があれば、上半身の姿勢が保たれます。このコアユニットの役割を人工的に補うのがコルセットです。コルセットをしていると姿勢が崩れないのは、ご存じのとおりです。着物の帯も、同様の原理で姿勢を支えるのに役立ちます。

しかし、このトイレットペーパーの芯が水にぬれてふやけた状態だったらどうなるでしょう。ジャンプをして着地したときなどに、ぐにゃりとつぶれてしまい、肋骨と骨盤の距離が近づいてしまいます。この状態こそがねこ背の要因の一つです。

人は加齢とともにコアユニットが弱まり、からだのバランスがとりにくくなってきます。それによって日常生活で歩いたり座ったりするときの姿勢も、どんどん悪化していきます。ですから、正しい姿勢を維持するためにはコアユニットを鍛える必要があります。よく「体幹トレーニングが重要」などといわれるのは、こういう理由があるのです。

POSTURE NAVI 5

丈夫な体幹は、天然コルセット。

POSTURE !

腹筋だけ鍛えても姿勢はよくならない

体幹トレーニング＝腹筋運動？

最近では、スポーツのパフォーマンスを上げるための体幹トレーニングの重要性が認知されるようになってきました。雑誌などでも体幹トレーニングを特集した記事が目立ちます。

しかし、体幹のトレーニングが必要だとはわかっていても、体幹トレーニングの中身については誤解も多いようです。

代表的な誤解の一つが、体幹トレーニング＝腹筋運動というものです。

腹筋運動をすれば体幹が鍛えられると考え、子どもたちに腹筋運動ばかりをさせているスポーツ指導者もいると聞きます。しかし、小学生や中学生が腹筋運動ばかりしていると、どんどんねこ背になっていきます。腹筋運動と体幹トレーニングは、別物だからです。

腹筋運動とひと言でいっても種類はさまざまですが、一般的には仰向けになって両膝を立てて起き上がる「シットアップ」と呼ばれる運動を指します。このシットアップを続けると、腹直筋《ふくちょくきん》という筋肉が鍛えられます。

腹直筋はシックスパックともいい、「腹筋が割れている」などと表現するときの、割れている部分の筋肉を指します。腹直筋は肋骨の下と恥骨《ちこつ》の間に位置しており、腹筋運動をして鍛えられると、肋骨と恥骨を同時に引っ張って距離を近づけます。

ですから、**腹筋運動のみをすればするほど背中が丸くなり、ねこ背になってしまうというわけです。**

腹筋運動をして腹直筋を鍛えても、コアユニットを鍛えたことにはなりませんし、姿勢をよくする効果もありません。

ただし、決して腹筋運動をしてはダメということではありません。腹直筋を鍛えるのであれば、同時に背筋やコアユニットも鍛えてバランスをとるとよいでしょう。

POSTURE NAVI 6

姿勢を整えるには、腹直筋だけでなく背筋やコアユニットも。

POSTURE

体幹だけ鍛えるのはナンセンス

体幹が衰えている人は下半身の筋力も落ちている

正しい姿勢を取り戻すには、体幹トレーニングが不可欠。ですが、体幹さえ鍛えればOKというわけではないのです。

非活動的な生活をしている人は、下半身の筋肉から衰えてきます。また、体幹が衰えている人は、下半身の筋肉量も少ないと考えるのが自然です。下半身の筋肉はしっかりついているのに、上半身の体幹だけ弱いという状況は想像しにくいからです。

そう考えると、下半身の筋肉量が衰えている人に「体幹だけ鍛えましょう」とアドバイスするのはナンセンス。仮に体幹を鍛えたとしても、脚の筋肉が少なければ、正しい姿勢で立ったり、歩いたりするのは困難でしょう。

ですから、私はさまざまなところで「体幹トレーニングだけでなく、下半身も鍛えてください」とお話ししています。

人間のからだを家にたとえれば、下半身の筋肉は家屋を支える基礎にあたります。下半身という基礎がしっかりしたうえで、上半身という家屋が堅牢《けんろう》なものになれば、バランスのよい家が完成します。

極端に下半身の筋肉が衰えてしまうと、歩くことさえままならなくなります。歩けないという事態は、姿勢のよし悪しを論ずる以前の問題です。

人間の脳は、手足を使うことによって最も活性化されます。逆に言えば、歩くのが困難になると、脳の衰えも加速度的に進行していきます。また、下半身の筋肉量が大きく低下していくと、基礎代謝量も低下してしまうので、太りやすいというデメリットも生じます。

体液を循環させるのは、下半身の筋肉

人間の体内には、動脈、静脈、リンパ管という3つの管が張り巡らされています。3つの管には血液とリンパ液が流れており、重力の働きを受けてからだの下に向かって流れていきます。

では、血液やリンパ液が体内を循環して上昇していくのはなぜでしょうか。重力に

逆らって、血液とリンパ液を押し上げるためには、足先に心臓のような働きをするポンプが必要です。

このポンプの役割を担うのが、下半身の筋肉なのです。**筋肉が伸張と収縮を繰り返すことによって、血管が押し上げられ、リンパ液が上昇していきます。**この反応は静脈還流《じょうみゃくかんりゅう》、別名ミルキングアクションと呼ばれています。圧力をかけてリンパ液を押し出す様子が、牛の乳搾りをイメージさせるところから生まれた表現です。

以上を踏まえると、下半身の筋肉が衰えると血液とリンパ液の循環も悪くなり、下半身の筋肉量が増えれば循環がよくなることがわかります。

「リンパの流れが悪くなると、姿勢も悪化する」といわれることもあり、リンパの流れをよくすれば姿勢がよくなると信じている方もいるようです。

しかし、両者は直接的に関係しているわけではありません。「リンパの流れをよくするのも、姿勢をよくするのも筋肉しだい」というのが正しい表現でしょう。

単に正しい姿勢を維持するだけでなく、からだの健康を促進するためにも、下半身の強化は不可欠といえます。

普段足腰を使っていないと感じる人は、エレベーターやエスカレーターの使用を控えて、階段に切り替えてみましょう。通勤時や帰宅時に、ひと駅手前で下車して歩いてみるのもおすすめです。

休日に家から出ない生活を送っている人は、1時間でも近所の散歩をしてはいかがでしょうか。本格的なスポーツをしないまでも、足腰を使う生活を習慣づければ、下半身には少しずつ筋肉がついてきます。

この本では、上半身に筋肉をつける方法を解説しています。下半身のトレーニングについては、拙著『下半身に筋肉をつけると「太らない」「疲れない」』に詳述していますので、そちらをご参照ください。

POSTURE NAVI 7

基礎（下半身）がしっかりしてから、家屋（上半身）を堅牢に。

POSTURE

!

デスクワークの人に多い〝外転スタイル〟

ねこ背を左右する肩甲骨の位置

デスクワークなどで前傾姿勢をとり続けている人は、肩が前に出てくることによってねこ背になりがちです。

肩が前に出るねこ背は、肩甲骨《けんこうこつ》が大いに関係しています。肩甲骨は、ほかの骨とはつながらずに、宙に浮いたような状態にあります。

背中が丸くなると、肩甲骨は背骨から離れて外側に開きます（「外転」といいます）。背中が丸くなったから肩甲骨が外側に開いたのか、肩甲骨が外側に開いたから背中が丸くなったのか。これは、「タマゴが先か、ニワトリが先か」という問題と似ていて、相互に影響を与え合っています。

いずれにしても、ねこ背の人は、ほぼ例外なく肩甲骨が外側に開いています。本来、肩甲骨の内側は、背骨から5～6㎝の場所に位置しています。ねこ背になると肩甲骨は外側にいきますから、肩甲骨の内側と背骨の距離が離れてしまうことになります。

肩甲骨が外側に開くと、上腕骨《じょうわんこつ》という腕の骨は内側に向きます。そのため、ねこ背の人が歩く姿をよく見ていると、手のひらが真後ろに向いてしまいがちなのがわかります。実際に、街で手のひらを後ろに向けて歩いているねこ背の女性を頻繁に見かけます。

また、バッグを持って歩いているとき、バッグが脚に当たってしまうという女性は、手のひらが後ろ向きになっていることがあります。自分ではバッグをからだと平行に提げているつもりでも、腕の骨が内側に向いているので、バッグが斜めになり脚とぶつかってしまうのです。

肩のハリは肩甲骨の悲鳴のサイン

肩甲骨の内側と背骨の距離が離れてしまうということは、肩甲骨と背骨をつなぐ筋肉が弱まっていることを意味します。

肩甲骨と背骨をつないでいるのは、菱形筋《りょうけいきん》という筋肉。その名のとおりひし形をしており、からだの表面から手で触れることができないインナーマッスルです。菱形筋

肩甲骨の位置とねこ背の関係

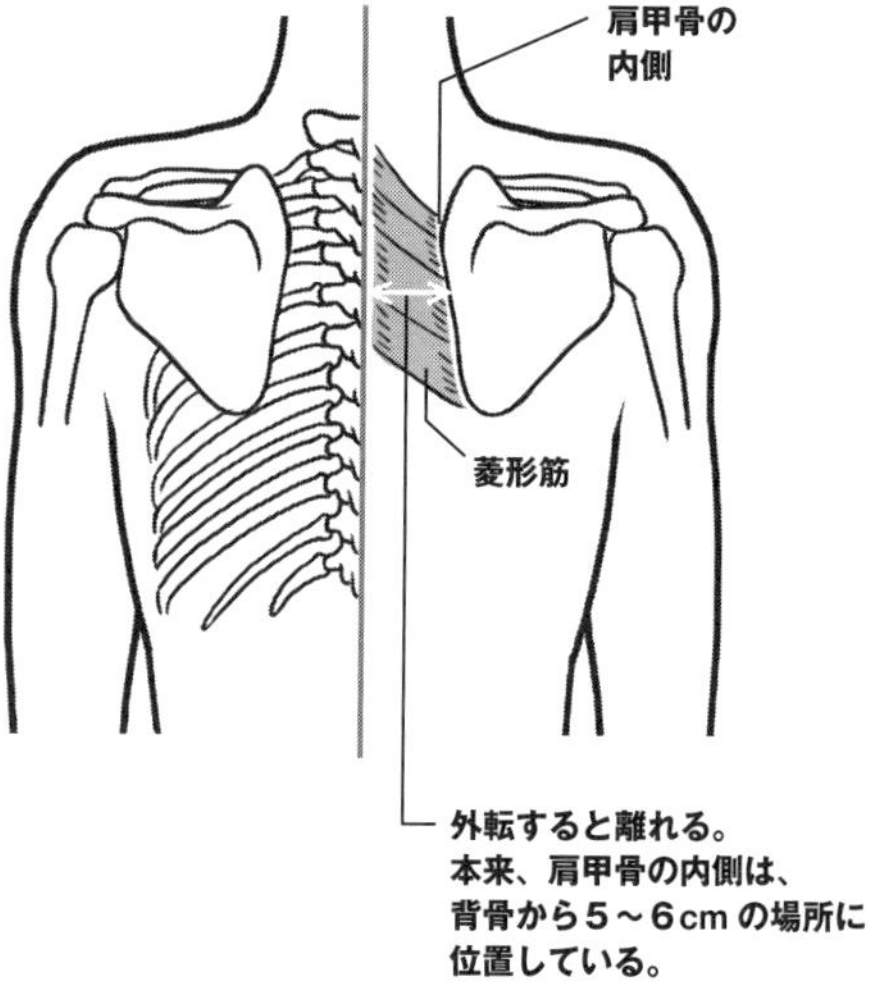
肩甲骨の
内側
菱形筋
外転すると離れる。
本来、肩甲骨の内側は、
背骨から５～６cm の場所に
位置している。

背中が丸くなると、肩甲骨は背骨から
離れて外側に開いていく。

は、鉄棒にぶらさがって懸垂《けんすい》運動をするときなどによく使われます。この筋肉が力を失うにつれて、肩甲骨の内側と背骨をつなぎとめるのが難しくなり、肩甲骨は外側へと開いてしまいます。

このとき菱形筋は必要以上に伸ばされた緊張状態が続きますから、負担がかかります。肩甲骨のあたりにハリを感じる人は、肩甲骨が外側に開いてしまっている証拠。肩のハリは、肩甲骨が上げている悲鳴にほかなりません。

逆にいえば、菱形筋を鍛えれば肩甲骨が内側へと寄っていく（「内転」といいます）ことになります。**肩甲骨が内側に寄ると、背中は丸まった状態を維持しにくくなりますから、ねこ背も自然と解消されるというしくみです。**

単純に背すじを伸ばしたり、無理に胸をはったような姿勢をとっても菱形筋が鍛えられるわけではありませんから、ねこ背がなおらないのも当然なのです。

POSTURE NAVI 8

歩いているときの手のひらの向きをチェック。

POSTURE

ボディビルダーがねこ背になる理由

年齢とともに硬くなっていく胸の筋肉

肩甲骨が外側に広がってねこ背になるのには、もう一つの要因があります。肋骨の上に位置する胸の筋肉（大胸筋《だいきょうきん》）が硬くなるということです。

大胸筋は、年齢とともに硬くなってくる代表的な筋肉の一つです。私たちは、パソコンや料理など両腕を前にした動作を行っている時間が長く、常に大胸筋を縮めているからだと考えられます。

大胸筋が硬くなると、肩関節が前に引っ張られて肩甲骨も外側へと開いてしまいます。肩甲骨が外側に開くと、ねこ背にもなります。

大胸筋を鍛えたいと考える男性は、たくさんいます。胸に筋肉がつくと、見た目にも〝マッチョ〟な印象が生まれるからでしょう。

ボディビルダーが胸の筋肉を強調しながらポーズを決めている姿を、テレビなどで一度は目にしたことがあるはず。彼らが大胸筋を熱心に鍛えているのも、見た目の筋肉を強く意識しているからです。

しかし、**大胸筋ばかり鍛えていると筋肉は硬くなっていき、前述したように肩関節が前のほうに引っ張られていきます。ボディビルダーにねこ背の人が多いのは、至極当然のことなのです。**

さて、大胸筋が硬くなると肩関節が前にいき、ねこ背になるという話をしました。とくに女性は、ねこ背になると胸が閉じてしまい、バストの位置が下がります。バストアップのために腕立て伏せなどをして大胸筋を鍛えている方もいますが、それだけでは、効果が期待できないのはもうおわかりでしょう。

前だけでなく、背中も鍛える

筋肉を鍛えるときには、バランスを考えることも大切です。**硬くなりがちな大胸筋は、ストレッチによって柔らかくできます。**また、大胸筋を鍛えるだけでなく、肩甲骨を背骨のほうに引き寄せる背中側の筋肉も鍛える必要があります。

肩甲骨を外側に引き寄せる筋肉「僧帽筋」と「菱形筋」

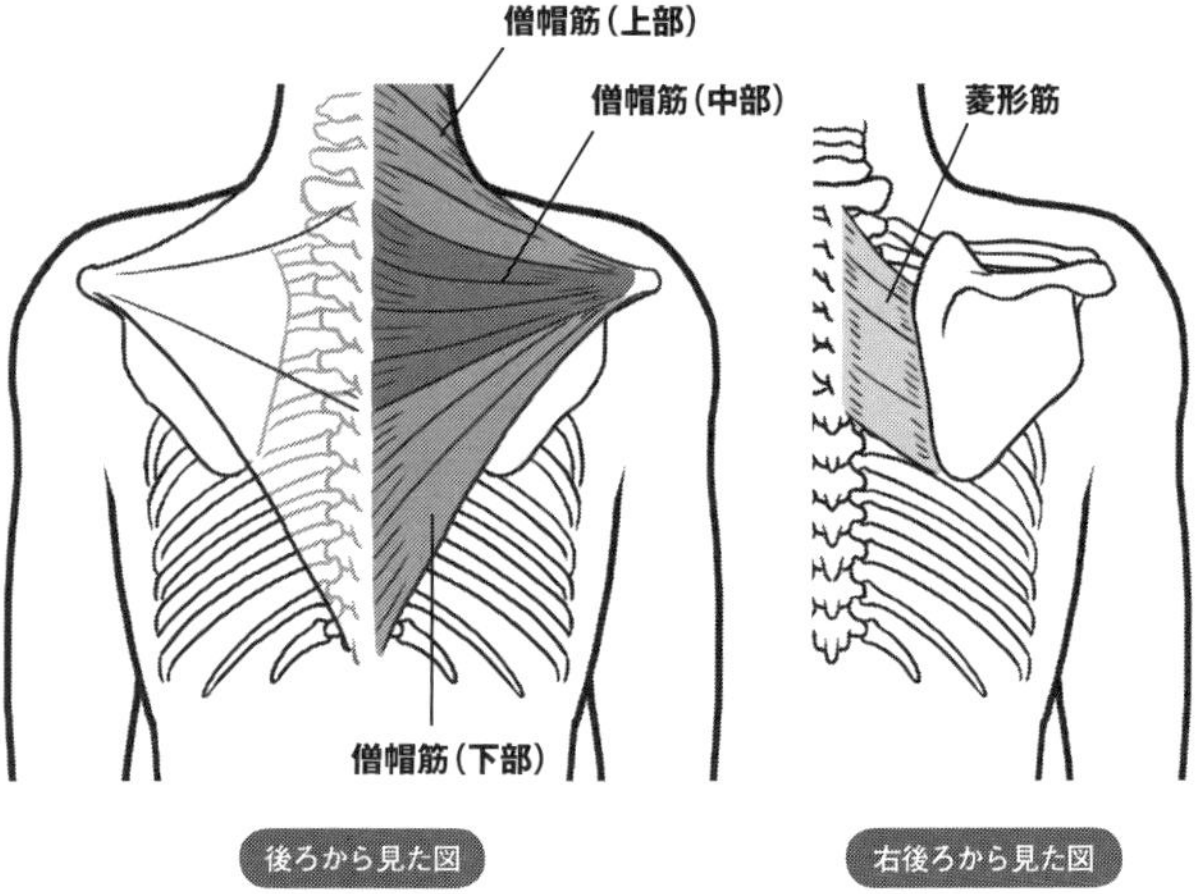

硬くなりがちな大胸筋を柔らかくするとともに、肩甲骨を背骨のほうに引き寄せる背中側の筋肉、僧帽筋と菱形筋を意識してトレーニングすることが大切。

まずは菱形筋。肩甲骨と背骨をつないでいるひし形の筋肉でしたね。僧帽筋《そうぼうきん》中部も重要な筋肉です。僧帽筋中部は、首から背中にかけて広い面積を占める筋肉の中央部分です。

これらの筋肉を鍛えても、背面なので変化に気づきにくく、ついついおろそかになりがちです。しかし、正しい姿勢を維持していくために欠かせないトレーニングですので、ぜひ取り組んでみてください。具体的なトレーニングは、PART2でご紹介します（↓73ページ）。

バストアップをめざす女性は、肩甲骨を背中の内側に寄せるトレーニングをしてみましょう。バストの位置が自然に上がります。ただし、コアユニット（体幹）がしっかりしていないとおなかが前に出てしまうので要注意。肩甲骨を動かすトレーニングだけでなく、コアユニットも意識的に鍛えましょう。

POSTURE NAVI 9

肩甲骨を内側へ寄せて、寄せて。

POSTURE ?

知らないうちに首が前に出ていませんか？

その首の痛みはストレートネックかも

ねこ背に悩んでいる人の中でも、頭部が前に出てしまうことに悩んでいる人がたくさんいます。

普段の生活の中で、私たちはパソコンやスマートフォンを見る時間が増える一方です。ディスプレイを見るときは、どうしても顔を寄せて文字を読んでしまいがち。とくに、加齢とともに視力が落ちてくると、姿勢を変えながらピントを合わせるようになります。知らず知らずのうちに頭部が前に出てしまうのは、ある意味不可抗力ともいえる典型的な姿勢でもあります。

ここで、背骨のナチュラルカーブを思い出していただきたいと思います。ナチュラルカーブでは、頸椎は前にカーブしていました。頭が前に出ると、このカーブはどうなってしまうでしょうか。

答えは「まっすぐになる」ですね。

一般的に「ストレートネック」「フラット頸椎」などと呼ばれるのは、まさにこの状態を指しています。

本来カーブしていなければいけない頸椎がまっすぐになると、椎間板に過剰な負担がかかってきます。ひどくなると手や肩への激しい痛みやしびれを伴う「頸椎ヘルニア」を患うおそれがあります。

私のクライアントの一人に、ストレートネックの男性がいます。彼は、かつてラグビーをしていた時期があり、選手同士で物理的な衝突を繰り返したことで、ストレートネックになってしまったようです。

彼は長年首のハリに悩まされていて、さまざまな高さの枕を試してきたのですが、どうしても首のハリが治まらなかったといいます。

「それなら、枕なしで寝てみてください」

私がこうアドバイスして、彼が枕をやめたところ、後日「はじめてラクに寝られるようになりました」という報告をいただきました。

それもそのはず。彼は、枕を高くしなければならないと考えていたそうです。しかし、枕を高くすればするほど、頭部を前に突き出しているのと同じ状況になります。つまり、ますます頸椎のカーブがフラットになってしまうわけです。

この場合は、枕を使わずに寝たほうが頸椎のカーブをつくりやすくなるので、ストレートネックの軽減が期待できます。

あなたはストレートネック？

日常的に、以下のような状況がある場合、ストレートネックの疑いがあります。

①パソコンやスマートフォンを眺めている時間が多く、頭部が前に出ているという自覚を持っている。

②自分では気づかないが、周囲の人から頭部が前に突き出ていると指摘される。

③柱や壁などに、かかと、おしり、背中をピッタリとつけて立ったとき、頭だけがつけられなくて離れてしまう。あるいは、つけることはできるが無理をしているのでかなり苦しい。

④首のハリや、手や肩の痛みやしびれを感じている。

ほかにも、「現在使っている枕よりも高さが低い枕を使ったときのほうがラク」「枕なしでも快適に寝られるし、朝起きたときに首のハリを感じない」という人は、ストレートネックの可能性が高いといえます。

ストレートネックが疑われる人は、枕の高さを低くするか、枕の使用をやめてみてください。首のハリが解消されるかもしれません。

最近では、「首枕」と呼ばれ、首の下に巻くバスタオル状の商品が人気を博しています。首枕を使用しながら寝ると、頚椎のカーブが強制的につくられるというしくみです。

ただし、枕の使用をやめたり、首枕を使ったりするだけでは応急措置をしているのと同じ。ストレートネックの根本的な解消には、**頚椎のカーブをつくっている筋肉の働きが大きなカギを握っています。**

頚椎のカーブには、肩甲挙筋《けんこうきょきん》、僧帽筋上部などの筋肉が大きく関与しています。これらのストレッチと筋トレをしておくことが不可欠です（↓82〜83ページ）。

POSTURE NAVI 10

鏡で姿勢をチェック→枕の高さを変えてみる。

POSTURE
LIFE STYLE TO GOOD POSTURE
STIFF SHOULDER
LIFE STYLE TO GOOD STIFF SHOULDER
MEAL
MOTIVATION

POSTURE

天然コルセットで、腰痛・膝痛にならない

コルセットの役割を持つコアユニット(体幹)

読者の皆さんの中には、ねこ背だけでなく、腰痛や膝《ひざ》痛にも悩まされているという方がいらっしゃるかもしれません。

姿勢を維持する筋肉(姿勢維持筋《しせいいじきん》)と、腰痛・膝痛には関連性があります。姿勢維持筋は一つではなく、さまざまな筋肉があります。そのうちの一つに「腹横筋」という筋肉があります。

腹横筋は、32ページでもご紹介したコアユニットを形成する筋肉の一つでもあります。この筋肉は、一般的に腹筋と称されている腹直筋の下、内臓に一番近い場所についています。

位置としては、ちょうど腰にコルセットを巻くのと同じ場所といえばわかりやすいでしょうか。実際、腹横筋は腰まわりをコルセットのように取り巻くように存在して

いるのです。

さて、腹筋運動をして腹直筋を鍛えると、背中が丸くなり、ねこ背になる可能性があるというのはすでにお話ししたとおりです。

では、腹横筋を鍛えると、からだにはどんな変化が生じるでしょうか。コルセットをつける場所の筋肉を引き締めるわけですから、おなかをへこませる作用があります。

ぽっこりおなかをへこませようと思って腹筋運動に励んでいる人がいますが、**腹直筋を鍛えてもおなかがへこむ効果はありません。おなかまわりを引き締めたいなら、腹横筋を鍛えるべきなのです。**

また、腹横筋のトレーニングは、コルセットの代用効果ももたらします。

腰痛を抱えている人は、病院でコルセットを渡されることがあります。コルセットを着用すると、腰痛が緩和されるのを体感している人も多いでしょう。

つまり、腹横筋を鍛えるとコルセットを着用する必要がなくなります。逆に言えば、**腹横筋が衰えているから腰痛になり、コルセットの着用を余儀なくされるわけです。**

腹横筋を鍛えれば、正しい姿勢も維持され、腰痛が起きる可能性も限りなく低くなります。これが姿勢と腰痛の関係です。

長友選手が強いわけ

膝痛についても、やはり腹横筋が大きなカギを握っています。腹横筋を含むコアユニットがしっかり安定すると、からだのバランスがとりやすくなります。サッカー日本代表の長友佑都《ながともゆうと》選手が、170㎝そこそこの小柄な体格ながら、欧米の大柄な選手と交じっても当たり負けしないのは、コアユニットを鍛えているからなのです。

反対に、**コアユニットが不安定な人は、立ったり歩いたりする姿勢も不安定になりやすく、膝を痛めやすいという関連性が指摘できます。**

人は加齢とともに、放っておくとからだ全体の筋肉量が徐々に低下していきます。とくに下半身は、年約1％のペースで筋肉が衰えていきます。下半身の筋肉が低下すると、膝の関節が保護できなくなります。

本来は、膝関節周辺の筋肉が関節のズレを防いでくれているのですが、筋肉が衰えると、当然のように関節が不安定になります。そうすると、靱帯や軟骨に負担がかかってくるため、膝痛が起こります。

つまり、普段からの運動不足によって下半身の筋肉量が低下した結果として、膝痛が起きるという図式が成り立ちます。

通常、膝まわりの筋肉量だけが低下していて、ほかの筋肉が衰えていないという状況は考えにくいでしょう。正しい姿勢を維持するためのコアユニットも衰えていると考えるのが自然です。

ですから、**膝まわりの筋肉が落ちてきたら、すでに全身の姿勢を維持する筋肉が落ち始めているという一つのサインかもしれません。**

そのサインを見逃していると、自分の骨格を支えられなくなり、関節の負担が少ないラクな姿勢を長時間維持するのが難しくなります。

膝痛が悪化したら、もう運動もしにくくなってしまいます。ですから、転ばぬ先の杖《つえ》として、今すぐ運動を始めておくのが一番なのです。

POSTURE NAVI 11

腰痛にも膝痛にも効くのは、継の筋肉より横の筋肉。

POSTURE
!

姿勢矯正ベルトに効果なし

矯正器具や整体でねこ背はなおる?

巷《ちまた》では、ねこ背の悩みを解消する姿勢矯正ベルトが大変人気となっています。「お医者さんが効果を実証!」「肩こり解消やダイエット効果も!」などのキャッチコピーは、悩んでいる人の関心を惹《ひ》くのに十分です。

最近では雑誌の付録につくこともありますから、思わず手にしてしまった方もいるのではないでしょうか。

姿勢矯正ベルトの多くは、たすき掛けのように肩から腋に斜めに交差した形状となっています。強制的に肩甲骨を背骨の中心に寄せることで、ねこ背を解消させようというしくみです。

しかし、ここまでお読みになった読者は、先刻ご承知のことでしょう。姿勢矯正ベルトは、ねこ背を解消させるうえではまったく無意味な道具です。

姿勢矯正ベルトには筋肉をトレーニングする効果はなく、強制的に肩甲骨を引っ張っているだけ。外した瞬間から、からだが元に戻ってしまうのは明らかです。

「つけているときは姿勢がよくなるのに、外すと効果が続かない」といったユーザーによるレビューは、ごく当たり前の指摘です。

肩甲骨と背骨をつないでいるのは、菱形筋という筋肉でした。本来は姿勢をつくっている菱形筋などを鍛えてあげなければならないのに、肩甲骨を強制的に寄せて取り繕う。**結果として、菱形筋はほとんど働かなくなりますから、むしろ衰えが加速してしまうおそれがあります。**

「この日は大事なプレゼンがあるので、2時間だけでも胸を張って堂々とした姿勢をつくりたい」などというとき、応急処置的に姿勢矯正ベルトを使用するのはいいかもしれません。しかし、根本的な姿勢改善につながらない、それどころか逆効果をもたらす危険性は、十分認識しておくべきでしょう。

マッサージは筋肉を押しているだけ

整体マッサージでねこ背を矯正しようと考えている人も多いようです。実際に、世の中にはねこ背の解消をうたう整体院やマッサージ店であふれています。

24ページでお話ししたように、私たちはからだの歪みと痛みが連動しているものと感覚的に認識しています。

背中や肩にこりを覚えたとき、整体院で診てもらうと往々にして「からだが歪んでいますね」「こりがあるのは、歪みが原因です」といった指摘を受けます。マッサージをしてもらうと一時的には痛みも解消されるので、痛みの原因である歪みも解消されたものと思います。

しかし、本当は痛みの直接的な原因は筋肉量の低下にあります。**筋肉量が低下してくると、少ない筋肉で姿勢を維持しなければならないので、筋肉は常に引っ張られた状態（緊張状態）が続くことになります。それが背中や肩のこりを引き起こすのです。**

緊張した筋肉をマッサージで押してあげると一時的に気持ちよくなる効果があるかもしれませんが、それだけです。筋肉を押すだけで鍛えられるということは原理的にあり得ません。しばらくすれば痛みがぶり返してしまいます。だから、整体院やマッサージ店では、「定期的に通わなければダメですよ」とアドバイスされるというわけです。

筋肉を鍛えるというと、なんだかハードルが高そうに思えるかもしれません。トレーニングはきついから、それよりも誰かに定期的にマッサージしてもらったほうがいい……。

しかし、時間もお金もかからず、確実な効果が得られる筋肉トレーニングを試さない手はありません。姿勢をつくっているのは筋肉であることをくれぐれも忘れてはいけません。

本書では、日常的にできるトレーニングやストレッチを厳選してご紹介しています。ぜひチャレンジしてみてください。

POSTURE NAVI 12

矯正ベルトをつけても、ねこ背はなおらない。

POSTURE ?

姿勢がよくなれば決して太らない!?

活動量をチェックしてみよう

姿勢が悪くなると太る、逆に姿勢がよくなると痩せる、という直接的な因果関係はありません。ただし、筋肉量が低下し、姿勢が悪くなることによって「頭が重い」「眠れない」「肩こりや腰痛に悩まされる」などの不調が起き、結果として活動量が低下して太りやすくなるという間接的な影響は考えられそうです。

不調が起きると、それまでは歩いていたような距離もタクシーやバスを使って移動するようになり、活動量が確実に減ります。毎日同じ量の食事をしている限り、摂取カロリーは変わりませんから、活動量が低下した分だけ太るのは目に見えています。

太ったことによって、さらに骨格のバランスが悪くなる心配があります。おなかが前にせり出してくると、**腰が反って腰椎のカーブがきつくなってしまうからです。**これは、女性が妊娠しておなかが大きくなったときも同様です。

中高年になって内臓脂肪がつくようになった男性と、妊娠した女性が、同じように腰の痛みを訴えがちなのは、「おなかが出ているから」にほかならないのです。

正しい姿勢（個々の関節に関わる力が最小となる位置）をとると、関節の痛みが解消されます。結果として、歩いたり、階段を昇ったりするのを厭《いと》わなくなり、自然と活動量が増える可能性はあります。

ねこ背が解消したことで洋服の着こなしが楽しくなり、自分の姿をもっと多くの人に見てもらいたいという意識が働くかもしれません。こうなると、「もっと多くの人に自分を見てもらいたい」「もっとスタイルをよくしたい」という気持ちが生まれ、さらに活動量も増えて痩せるということはありそうです。

肥満とねこ背、同時に悩んでいる人は、正しい姿勢を維持する筋肉のトレーニングを試す価値は十分にあります。

POSTURE NAVI 13

食事の量が変わらないのに太ったら、活動量を振り返ってみよう。

POSTURE
!

〝ヒールスタイル〟は反り腰状態

ヒールを履くと背すじが伸びる？

「ヒールを履くと背すじが伸びている感じがする」

女性の読者の方には、思い当たる感覚ではないかと思います。これが転じて、「ヒールには姿勢をよくする効果がある」と思い込んでいる人もいるようです。

ヒールを履くと背すじが伸びるというのは、反り腰の状態を表現しているだけ。

これは、原理を考えれば簡単にわかります。まっすぐ立っている人が、ヒールを履きます。すると、かかとだけが引き上げられることになりますから、当然、からだが前方に傾くはずです。

もともとヒールを履いている人は、前傾しながら歩くのが自然な姿。しかし、街中を見渡しても、そういった女性を見つけるのは困難でしょう。

つまり、ヒールを履いている人は、無理に腰を反らして、からだを起こすことで姿勢をつくっているのです。

ヒールを履くと姿勢がよくなるどころか、むしろナチュラルカーブとはほど遠い反り腰の姿勢を生み出してしまうということです。

モデルのスタイルの美しさは、自然な美しさとは異なります。彼女たちは、骨格上不自然な姿勢をとることで、美しさを演出しています。

モデルのウォーキングというのも特殊な歩き方であり、言ってみれば「モデル歩きをする」というスポーツをしているようなもの。彼女たちは、まったく泳げない人がバタフライという特殊な泳法を学ぶように、訓練を繰り返した末に、モデル歩きという特殊な歩き方を身につけているのです。

冒頭にお話ししたように、それぞれの職業にはプロとしての正しい姿勢があります。モデルにとっては、ヒールを履いて反り腰で歩く姿勢こそが正しい姿勢です。

読者のあなたがどうしてもモデルのようになりたいというのであれば、モデルウォークのレッスンに通い、技術を習得する必要があります。

たしかに、ヒールを履いて腰が反ると、お尻がキュッと上がっているようにも見えますし、腰のくびれも強調されるという利点があります。

ただし、32ページでお話ししたコアユニットが弱いと、以下のようなデメリットも生じます。

一つめは、反り腰になるのでおなかが出やすくなるということ。少しご飯を食べただけで、おなかが出てしまうとせっかくのスタイルは台無しです。モデルの多くが少食なのは（食べたくても食べられないのは）、こういう理由もあるのではないでしょうか。

そしてもう一つは、腰痛の引き金になるということです。反り腰状態が続くと、椎間板に負担がかかるからです。

健康的に食べながら無理なくモデル姿勢を維持するには、コアユニットを鍛えておなかまわりに筋肉のコルセットをつけ、引き締めるのが唯一の方法なのです。

姿勢によい靴の選び方

本心を言えば、私は女性がヒールを履くこと自体に否定的です。ただ、どうしてもTPOに応じて履かざるを得ない場面もあるでしょうし、おしゃれを楽しみたい日もあるでしょう。

限定的にヒールを履く機会を持つのはかまいませんが、普段はできるだけ歩きやすい靴を履いていただきたいものです。

正しい姿勢を維持するという観点から言うと、やはり活動量を上げる必要がありますから、歩きやすい靴が理想です。歩きやすい靴を履くと、ちょっとひと駅先まで歩こうという意欲も芽生えます。靴が活動量を減らさない、増やす一つのきっかけになるのです。

女性が歩きやすさとおしゃれを両立するうえでは、ブーツも悪くないと思います。ただし、歩くときにかかとがついてくるかどうかをしっかりチェックしましょう。かかとが上がるのと、靴がついてくるタイミングがずれると疲れの原因となります。かかとがついてくる靴、つまりソールが柔らかい靴を履けば、長時間歩いても疲れにくくなります。

店頭で試着するときには、足のフィット感はもとより、歩いたときの感覚もチェックしておくとよいでしょう。

POSTURE NAVI 14

ヒールを履いたら、〝ぽっこりおなか〟と腰痛に気をつけて。

POSTURE ?

姿勢の悪さは遺伝する？

ねこ背と遺伝は無関係

親がねこ背だと子どももねこ背の確率が高い。だから、ねこ背は遺伝するのではないか？　そう思われている方もいます。

たしかに、街中では、ねこ背の親子連れを見かけることがあります。親子で顔が似るように、姿勢も遺伝するのではないかと考えるのも無理はありません。しかし、姿勢は遺伝とは無関係です。

親がねこ背だからといって、子どもがねこ背に生まれるわけではないのです。先天的に背骨が側方に曲がってしまう「脊椎側弯症《せきついそくわんしょう》」という病気を抱える子もいますが、必ずしも親が同じ病気を抱えているとは限りません。

ただし、ライフスタイルを含めた家庭環境が、子どもの成育に影響を与えることは大いに考えられます。

親が非活動的な生活をしていて、いつも頭を突き出すような姿勢でテレビを見ているような場合、その環境に育った子どもも同じような姿勢をとる可能性はあるでしょう。バイオリニストの親子のからだが同じように歪んでいるのも、「バイオリンを弾く」という生活を送っているからです。

肥満に関しても同様です。たとえば、親が食後に甘いものを食べながらテレビを観る習慣を持つ家庭に育ったら、子どもも当然同じ習慣を身につけて太りやすくなるかもしれません。

その子どもが結婚して子どもを授かったときに、同じライフスタイルが受け継がれていくというのは想像に難くありません。

そういった意味では、親の姿勢や肥満は間接的に遺伝することがあるといえそうですが、心配しなくても大丈夫。姿勢は筋肉でつくられているのですから、自分の努力しだいでいくらでも改善できるのです。

POSTURE NAVI 15

ライフスタイルが〝遺伝〟する可能性は大きいが、修正は自分しだい。

POSTURE !

痛みを抱えると姿勢は悪くなる

おなかが痛いと姿勢が悪くなる？

おなかが痛いとき、私たちは前屈みになって頭を下げるようなポーズをとります。慢性的な痛みがあると、その姿勢が継続されるので、必然的に姿勢は崩れていきます。右の腰が痛いときは、腰をかばうように姿勢も右に傾くでしょうし、脚を組んだほうがラクという人は、脚を組んだ状態の姿勢が固定化していきます。

私がスポーツ選手を見ていても、プレーの様子などから「今日は膝が痛いのだろうな」などと気づく瞬間が多々あります。一般のクライアントを見ていても「この方は、膝が痛いからこういう歩き方をしているのだろうな」と手にとるようにわかるのです。

つまり、**からだに痛みを抱えると、その痛みをかばおうとして〝悪い〟といわれる姿勢になってしまうということです。**

POSTURE NAVI 16

痛みを抱えると、筋力の低下が始まる。

痛みの悪循環に陥ったら

痛みがあるとベッドに横になる時間も増えますが、それによっても姿勢は悪化していきます。姿勢が悪くなると内臓が圧迫され、消化不良を起こす場合もあるでしょう。食欲もなくなり、さらに健康状態が悪化する心配があります。

さらに、痛みを感じると活動量が減るという問題も生じます。腰が痛いときは、誰しもウォーキングをしようとは思わないでしょうし、首が痛いときにはランニングをする意欲が失われてしまいます。

人が痛みを抱えると、活動量は大きく低下してしまいます。それによって、さらに筋力の低下が始まるという悪循環に陥ります。

手足の痛みや内臓の痛みがひどい場合は、トレーニングどころではないでしょう。無理をせずに、ドクターの指示に従うことをおすすめします。

COLUMN 1

奇跡的な姿勢を持つメイクアップアーティスト

以前、ある著名なメイクアップアーティストの姿勢を見る機会がありました。彼女の場合、驚いたことに、頸椎、胸椎、腰椎などの骨格を部分的に見ると異常なまでに歪んでいるのですが、全体の組み合わせで考えると、見事なまでにバランスがとれています。

つまり、歪んでいるのにとても美しいのです。

おそらく長年にわたって「メイクをする」という姿勢を続けた結果、そのような姿勢が形成されたのでしょう。

「これは職業的にできあがった姿勢ですから、無理になおす必要はないですよ。むしろ無理に矯正しようとすると、今まで起きなかった痛みや不調が出てくるはずです」とアドバイスをしたところ、彼女は驚いてこう言いました。

「整体の先生にも、中野さんとまったく同じことを言われました！」

プロフェッショナルには、プロフェッショナルの姿勢というものがあります。誰もが何らかの仕事をして、動作のクセを持っているため、それに応じた姿勢がつくられていきます。歪んでいても痛みや不調がなければ、無理に矯正せずとも大丈夫です。そもそも私自身を含め、姿勢が歪んでいない人など皆無です。過度に歪みを敵視する風潮には、注意していただきたいと思います。

PART
2

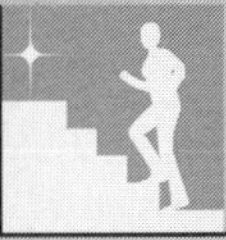

LIFE STYLE
TO GOOD POSTURE

「ねこ背トレ」
―― 普段の生活をしながら筋肉をつける

LIFE STYLE TO GOOD POSTURE

いつも〝前を向いて〟歩く！

ねこ背をなおす歩き方

このＰＡＲＴでは、日常生活の中で正しい姿勢を維持したり、ねこ背を改善したりするための具体的な方法についてお伝えしていきます。

ねこ背を改善したいと考える人の多くは、正しい立ち方や歩き方をマスターすれば、ねこ背はなおると信じてしまいがちです。しかし、ＰＡＲＴ１を読んでいただければわかるように、ねこ背の原因は筋肉量の低下にあります。**筋肉量の低下を放置したまま、立ち方や歩き方を改善しようというのは本末転倒です。**

筋肉をバランスよく鍛え、肩甲骨《けんこうこつ》は背骨のほうに寄せ、骨格が正しいポジションに改善されるにつれて、歩き方は自然とよいものへ変化していきます。

私のもとでトレーニングをされている方も、１年くらい筋肉を鍛えた段階で「ちょっと走ってみましょうか？」と言うと、見事に美しいフォームで走るようになります。

走り方など一度も教えていないにもかかわらず、です。

立ち方や歩き方をなおすよりも、あくまでも筋肉を鍛えるほうが先決です。以上の原則を踏まえたうえで、ねこ背に悩む人には、立ったり歩いたりするときに守っていただきたいことが一つだけあります。

「下を向かないこと」です。

なぜ下を向いてはいけないのかというと、下を向くことと美しい姿勢は両立しないからです。

私が個人的に親しくしている友人の一人に、市橋有里《いちはしあり》さんがいます。彼女は、シドニーオリンピックの女子マラソン代表としても活躍したトップアスリートです。

市橋さんは「ランニングフォームが世界一きれい」と言われるほど、美しい走り方をする方です。横から見ても、前から見ても、後ろから見ても、走るときのフォームがほれぼれするぐらい美しいのです。

そんな彼女に「ちょっと下を向いて走ってみてください」と言ったところ、あれほど美しかったフォームはどこへやら、一瞬にして乱れたフォームに変わってしまいました。

トップレベルのランナーも、モデルも、下を向いた状態できれいに歩いたり走ったりしている人は存在しません。

見た目に美しい姿勢になりたいという人は、「下を見ない」ことが大原則です。視線を変えるだけでも、見た目のねこ背は改善できるはずです。地面を見ずに、まっすぐ前を見る。前を見ながら歩く。これだけなら、誰でも今日から始められるでしょう（歩くときは障害物などに注意するのをお忘れなく）。

自分では意識していないのに、ついつい顔が下を向いてしまうという人は、以下の原因が推測されます。

・おなかに痛みがある
・視力が落ちたため、足元が不安になっている
・ストレスがある、気分が落ち込んでいる

こういった場合には、病院で診察を受ける、メガネを替えるなど、根本的な原因解消に努めることを優先してください。

すぐ座らない

普段から運動不足を自覚している人は、まずは足腰を使うところから意識する必要があります。

電車やバスなどでは我先にと座席に腰かけるのをやめ、できるだけ立つことを習慣づける。自宅でも、長時間ソファに座り続ける生活をやめてみるのです。

筋肉量が低下している人がソファなどに座ると、どうしても背中が丸まった不良姿勢のクセがついてしまいます。

筋肉量の低下が不良姿勢をつくるわけですから、安易に座るのをやめて、立つことを心がけるだけでも一歩前進です。

電車などで立つときには、ドアや手すりなどに寄りかからないようにしましょう。いつも寄りかかっていると、**寄りかかるためのからだができあがってしまいます。**前を見てまっすぐ立つように意識してみてください。

LIFESTYLE NAVI 1

下を向かずに歩く。安易に座らない。

LIFE STYLE TO GOOD POSTURE ?

カバンを持つときは、両手で？ 片手で？

片方の手でカバンを持つと体が歪む？

通勤・通学時に、重い本や書類の入ったカバンを常に一方の手で持ち続けていると、からだが歪んでしまうという不安を訴える方がいます。

たとえば左手で重いカバンを持つときは、からだの重心が左側へと倒されます。それを、筋肉を使ってまっすぐになるように起こすことになります。結果として、筋肉の使い方のバランスがからだの左右でバラバラになるのは間違いありません。

もちろん、前述したように骨格が歪んでいても支障なく動作が快適に行えるようであれば、それがその人にとっての正しい姿勢です。無理に矯正を考えなくてもかまいません。

「どうしても歪むのが怖い」「片手でカバンを持つとバランスがとりにくい」という場合は、からだの中心に近い位置でカバンを両手で持つのをおすすめします。

LIFESTYLE NAVI 2

カバンを持つときも肩甲骨を寄せて、寄せて。

常識的に考えれば、からだの前に両腕を寄せてカバンを持って立つのが自然でしょう。ただし、ねこ背の人は、からだの前方が重くなると、背中が丸くなりねこ背が強調されやすいというデメリットがあります。

カバンを後ろ手で持ち、肩甲骨を寄せるように意識してみましょう。満員電車などでは周囲の乗客の迷惑にならないように注意してください。ちょっと恥ずかしい、ひったくりが心配という人は、ホームで電車を待つ間など、周囲に人がいないタイミングで行いましょう。ただし、これだけでねこ背が改善されるわけではありません。くれぐれも後述する筋肉のトレーニングを忘れないでください。

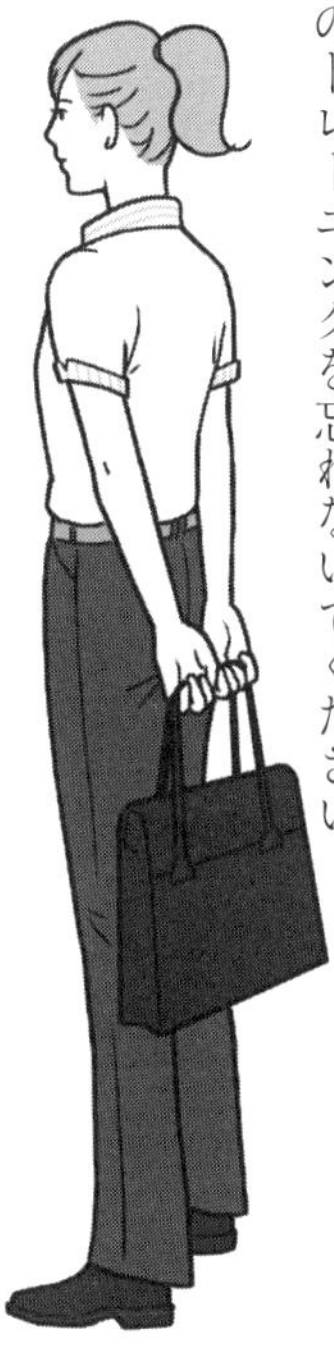

LIFE STYLE TO GOOD POSTURE

ねこ背をなおす　簡単ストレッチ＆筋トレ

〝テント〟を意識する

キャンプをするときの必需品、テントを思い出してください。

テントを設置するときには、まずポール（支柱）を立て、四方から引っ張ることでテントを広げます。引っ張る力が一方だけ強すぎると、ポールは斜めに傾きます。

人間の姿勢も、まったく同じ原理で説明できます。人の背骨は、テントの支柱のようなもの。背骨を支える筋肉が絶妙なバランスをとることで、姿勢が形づくられます。

どちらか一方の筋肉による引っ張る力が強くなるとバランスが崩れます。このバランスの崩れを解消しようとして、どこかの筋肉が過剰に働くことになります。結果的に、関節に負担がかかり、痛みを伴う悪い姿勢になってしまうのです。この状態で、見た目の姿勢をよくしたいと思って無理矢理背すじを伸ばすと、緊張している筋肉が増えます。筋肉が緊張すると、立ち姿も歩く様子にもぎこちなさが生まれます。

LIFESTYLE NAVI 3

筋肉を緊張させるのではなく、筋肉をつける。

無理な姿勢をとって筋肉を緊張させるのと、筋肉を鍛えるのとはまったく違います。緊張させても筋肉はつくられません。筋肉を鍛えるには、トレーニングが必要です。

本書では、普段の生活の中でできるようなトレーニングやストレッチをご紹介していきます。ぜひ、毎日少しずつ実践してみてください。

ただし、ご紹介しているのはあくまでもファーストステップとして取り組むトレーニング。これだけやれば完全に正しい姿勢を取り戻せる、ねこ背が劇的に解消するというものではないことに注意してください。

非活動的な生活を送っている人は、筋肉を鍛える意識づけからスタートしてみてはいかがでしょう。取り組んでいると「ああ、姿勢をつくるってそういうことなんだ」と実感できるはずです。その後、本気で姿勢をなおしたいという方は、専門家のアドバイスのもとにカスタマイズされた本格的なトレーニングにチャレンジすることをおすすめします。

ストレートネックを解消する筋トレとストレッチ

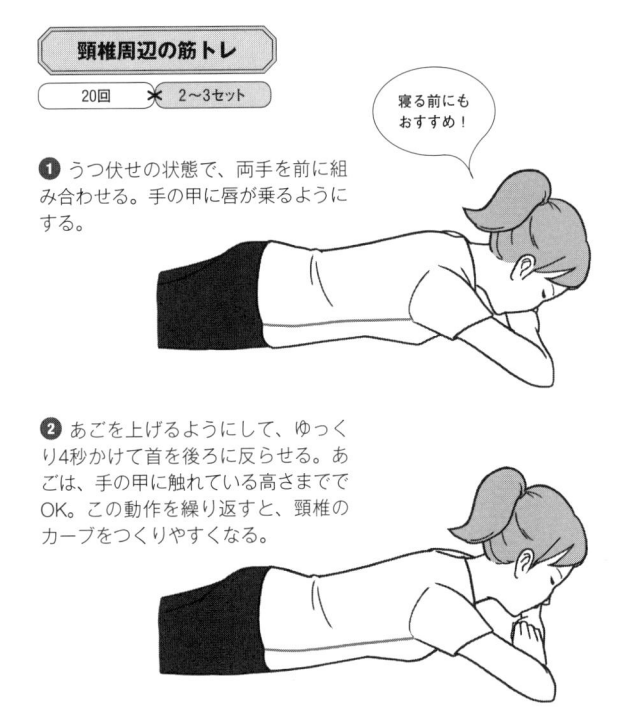

頸椎周辺の筋トレ

20回 × 2〜3セット

❶ うつ伏せの状態で、両手を前に組み合わせる。手の甲に唇が乗るようにする。

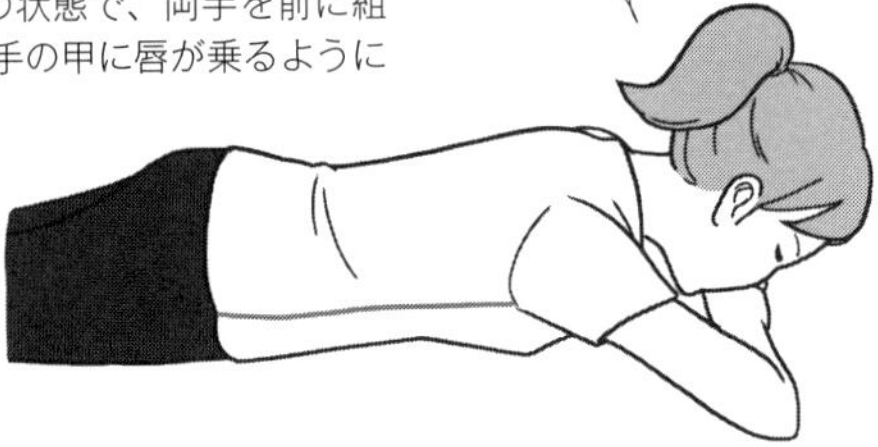

❷ あごを上げるようにして、ゆっくり4秒かけて首を後ろに反らせる。あごは、手の甲に触れている高さまででOK。この動作を繰り返すと、頸椎のカーブをつくりやすくなる。

頸椎の動的ストレッチ

20回 ✱ 2～3セット

❶ 両手で頭を抱えるようにしてあごを下げる。椅子に座ったままでもOK。

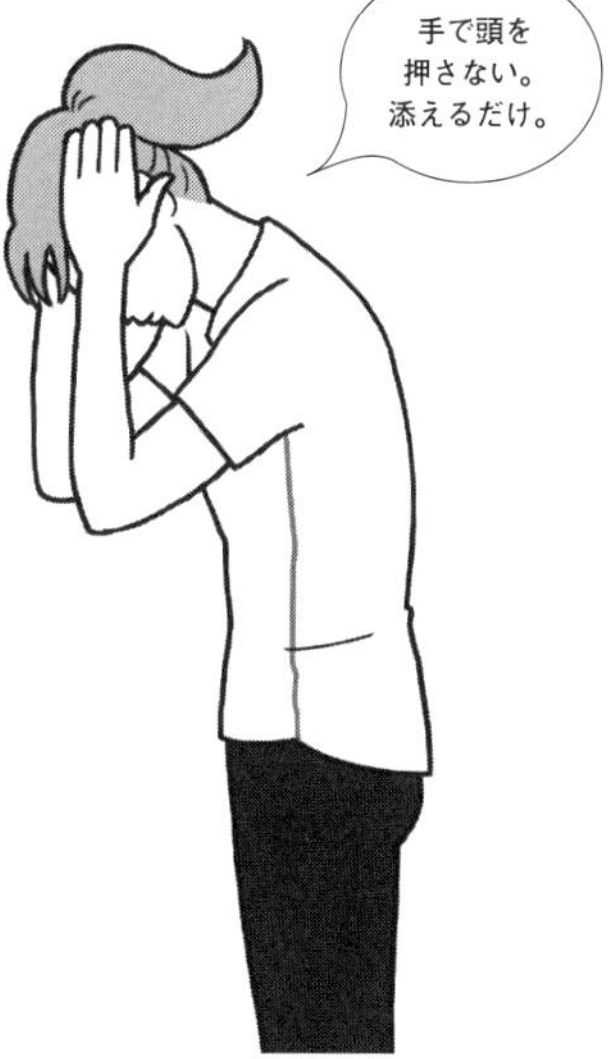

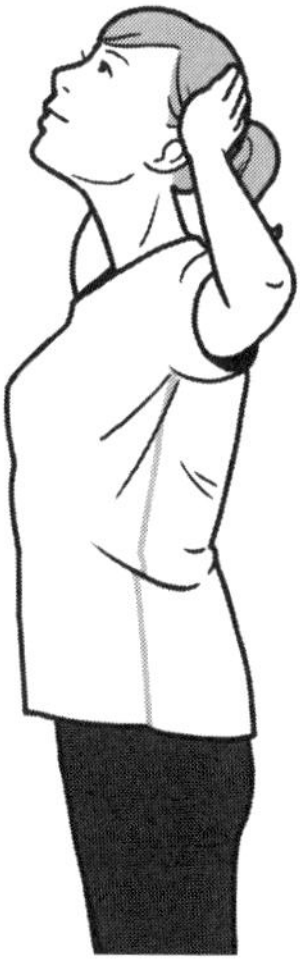

❷ あごを上げながら、首を後ろに反らせる。①②をリズミカルに繰り返す。2秒で下げ、2秒で上げる。

※首がつまる感じがする、痛みが出る場合はあごを上げすぎです！

※動的ストレッチ：動作を繰り返しながら行うストレッチングの一種
　静的ストレッチ：止まった状態で筋肉を伸長させるストレッチングの一種

ねこ背トレ①

肩甲骨を内側に寄せる（菱形筋のトレーニング）

左右各20回 ✕ 2～3セット

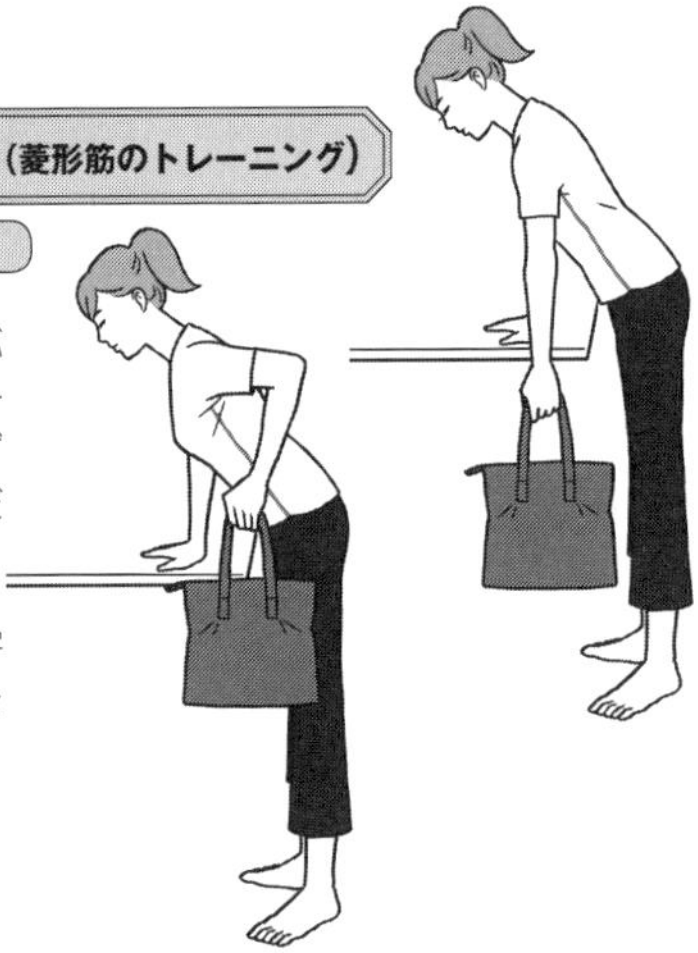

❶ 片手で普段使いのカバンを持ち、机などにもう一方の手をつく（手をつかずに行ってもOK）。からだは少し前傾させる。

❷ 肩甲骨をグッと引き寄せるイメージで、カバンを引き上げる。

ねこ背トレ②

胸を広げるストレッチ（大胸筋）

20秒～30秒

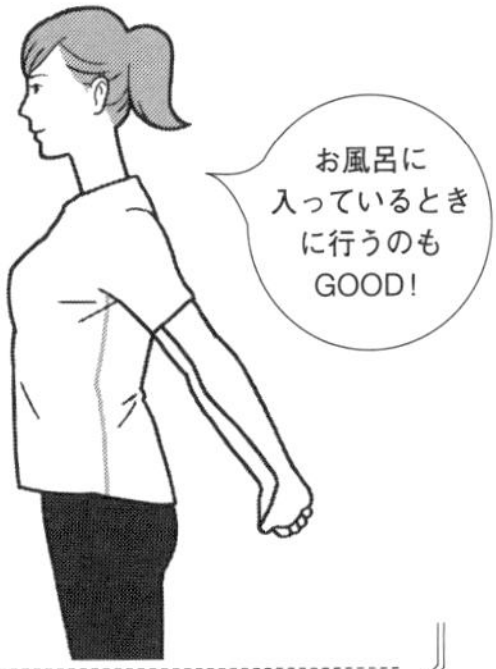
お風呂に
入っているとき
に行うのも
GOOD！

❶ 背中の後ろで両手を組み、肩甲骨を寄せながら引き伸ばしていく。立った状態でも座った状態で行ってもOK。菱形筋のトレーニングとセットで行うこと。

ねこ背トレ③

体幹力アップ（腹横筋のトレーニング）

30秒 ✕ 2〜3セット

❶ うつ伏せの状態から、肘で支えるようにして上体を起こす。

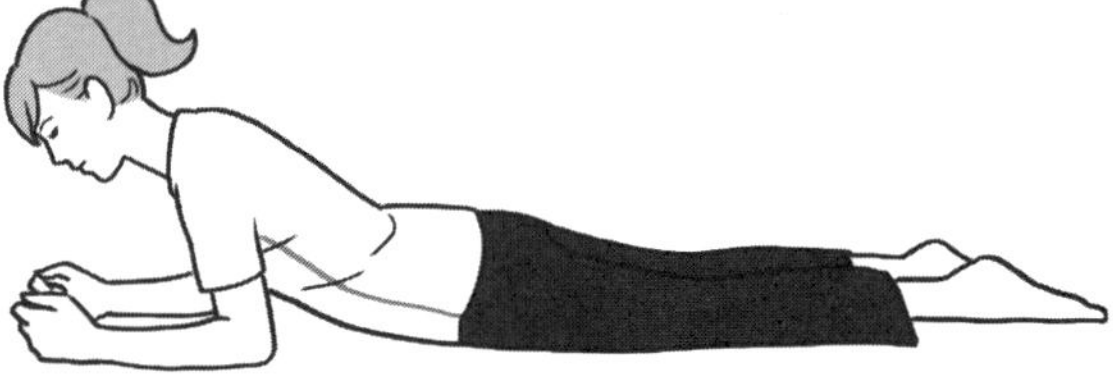

❷ 肘と膝で支えながら、からだを持ち上げる。背中を少し丸くして、おへそを覗き込むような感じで、肛門をしっかり締めるのがポイント。
最初は10秒程度しかできなくても、徐々に時間を延ばしていく。

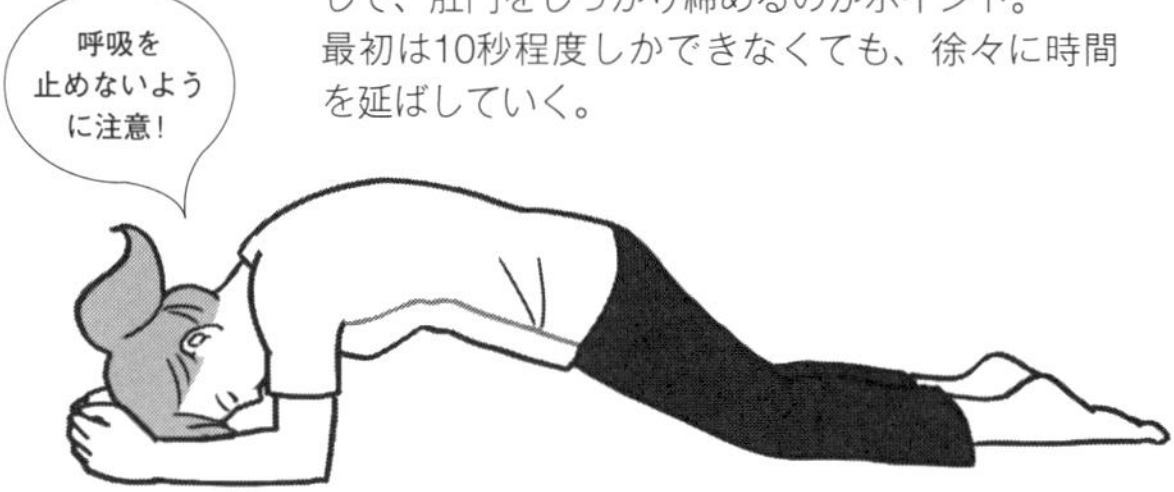

LIFE STYLE
TO GOOD
POSTURE
!

バランスボールで全身の筋肉を総動員

バランスボールに座ってみよう

デスクワークが中心のビジネスパーソンは、一日の大半を椅子に座って過ごしています。パソコンに向かっていると、どうしても背中が丸まりがちですし、筋力不足のまま正しい姿勢をとろうとしても続かないはずです。

このPARTでご紹介したトレーニングと並行して、まずは30分程度でも背骨のカーブを整えるような意識で座るところから始めてみましょう。

バランスのよい座り方がわからないという人は、バランスボールを椅子代わりにして座ってみてはいかがでしょうか。ゴム製のバランスボールに座ると、からだがグラグラして不安定な状態になります。**このとき倒れずに座った姿勢を維持するために、上半身や下半身の筋肉が総動員されます。**

つまり、座りながらにして正しい姿勢を維持し、ねこ背を解消する筋トレ効果が得られるのです。

さらに、バランスボールに座ると小脳の働きが活性化され、バランス能力がついたり集中力がアップするなど、脳トレになるというおまけもついてきます。

職場の環境が許せば、オフィスの椅子をバランスボールで代用してみるのもよいでしょう。座るときに脚を組む習慣がある人も、バランスボールに座りながらは難しいでしょうから、習慣による骨格の歪みの防止にもなります。

バランスボールミニで姿勢をサポート

バランスボールミニ（直径約20㎝のゴムボール）を活用して、姿勢のサポートをつくってあげる方法もあります。椅子の背もたれと腰の間にバランスボールミニをはさみ、背骨のカーブを整えるというものです。これなら、無理なく姿勢を30分キープできます。

LIFESTYLE NAVI 4

椅子に身を預けない。

ねこ背トレ④

バランスボールの座り方

バランスボールの大きさは、座ったときに膝が90度に曲がるくらいが目安。手は太もも上におき、足は肩幅に広げるのが基本姿勢。

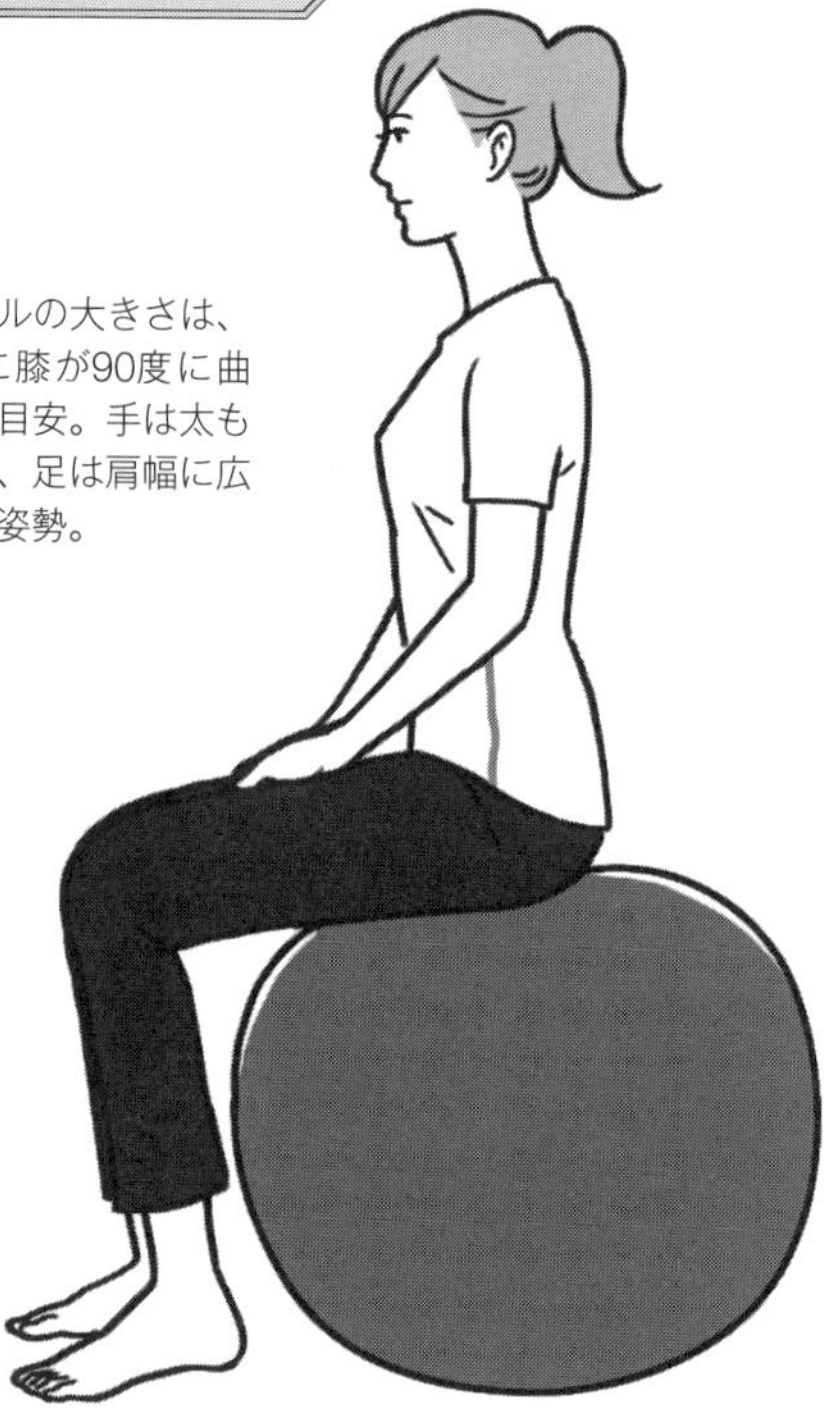

ねこ背トレ⑤

バランスボールミニで姿勢をサポート

20回

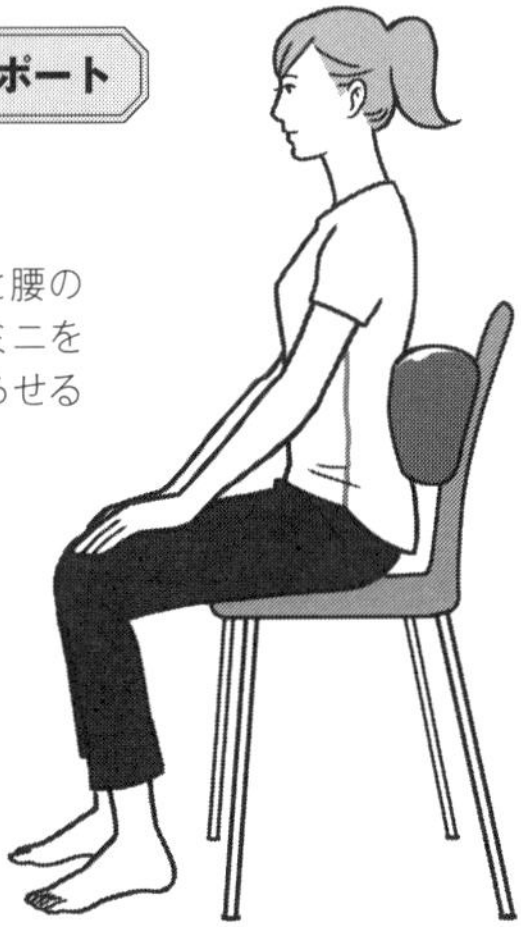

❶ 椅子の背もたれと腰の間にバランスボールミニをはさみ、腰を軽く反らせるようにする。

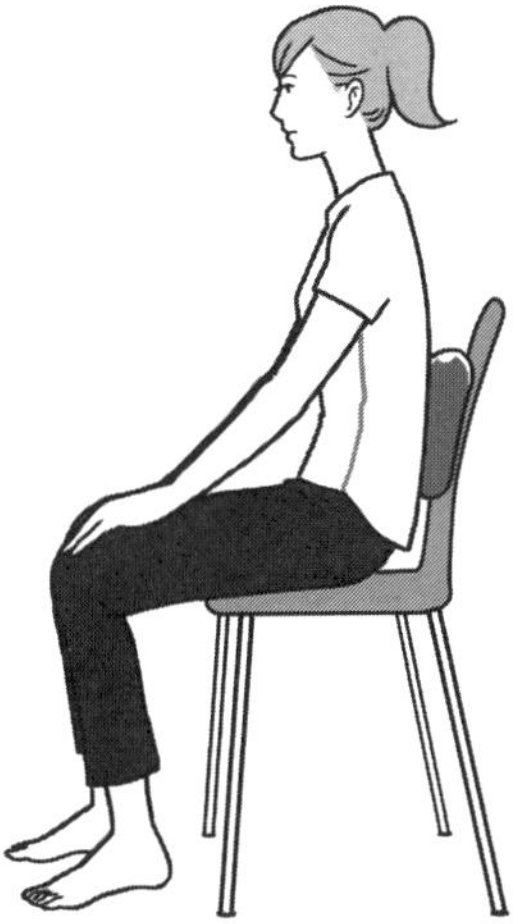

❷ 腰でボールを押し、再び①の姿勢に戻る。これを繰り返す。

COLUMN 2

ランニングは左回りがよい？

テニス選手が、利き手でラケットを振っていると体が歪んでくるのは、すでにお伝えしたとおりです。

陸上のトラック競技も、必ず反時計回りに走りますから、競技を長年続けると、自然とからだは左側に傾いてくるようになります。それでも、あえて利き手と逆の腕でラケットを持つ必要はありませんし、トラックを時計回りに回る必要もありません。

しかし、ときどき「左足が痛い」と訴える市民ランナーがいます。これには、道路の形状が関係しています。東京都内の道路は、アスファルトの水はけをよくするために、中央よりも端側が若干下がった構造になっています。ですから、常に道路の左端を走っているランナーは左足首が内側に入り、角度がつけられて曲がるので、痛みを抱えやすいというリスクが生じます。

もちろん足が痛まない人はそのままでかまわないのですが、足が痛いという人に対しては、「ときどきコースを逆回りに走るといいですよ」とアドバイスしています。

ただし、皇居などの著名なランニングコースは反時計回りが暗黙のルールになっているようで、逆走するとランナーから冷たい視線を浴びることにもなりかねませんので、ご注意を。

PART 3

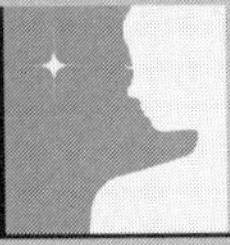

STIFF SHOULDER

「肩こり」

―― 肩がずっとこる理由

STIFF SHOULDER

肩甲骨が外に広がれば広がるほど肩こりになる

ねこ背の人は肩こりになりやすい

今や国民病の代表的な一つともいえる肩こり。ねこ背同様に、肩こりに苦しむ人は後を絶ちません。

ねこ背は痛みの自覚症状がないからまだよいけれど、肩こりのつらさだけは我慢ができない。悲鳴にも近い訴えが聞こえてきます。

肩こりの原因は、ねこ背とも密接に関係しています。ポイントとなるのは、やはり肩甲骨《けんこうこつ》です。

ねこ背のメカニズムをもう一度おさらいしてみましょう。デスクワークなどで前傾姿勢をとり続けると、腕の重みに引っ張られるように、肩甲骨が背骨の中心から離れて外側へと開いてしまいます。

肩甲骨は背骨の中心から5～6㎝離れていますが、この間隔がもっと広がります。

肩甲骨が開くのと前後して、背中も丸まってしまうため、ねこ背になるというしくみでしたね。

肩甲骨が外側に開くようになると、菱形筋《りょうけいきん》や僧帽筋《そうぼうきん》などの肩甲骨まわりの筋肉は、絶えず伸ばされる緊張状態が続きます。

筋肉の緊張状態が続くと、その部分の感覚が鈍くなり、血圧も上昇しやすくなります。そして、筋肉がリラックスしているときより収縮しているときのほうが、エネルギーが必要になるため、エネルギーのムダが生じます。

また、血液の循環が悪くなり、筋肉に酸素と栄養素が適切に運ばれなくなります。結果として**老廃物が蓄積されやすくなり、こりや痛みを感じるというわけです。**

日常生活の中で運動不足が続くと、肩まわりの筋肉はさらに弱まります。弱くなった筋肉は、血行不良などによりさらに硬くなるので、つらい肩こりを助長してしまいます。

肩こりがひどくなると、「痛み→筋肉の緊張→痛み」というサイクルが繰り返されます。

腕の重さも肩こりを引き起こす

菱形筋など、肩甲骨を支える筋肉の衰えだけでなく、腕を支える筋肉の衰えも肩こりの大きな要因です。

腕の重さは、それぞれ約2〜3kgもあります。この腕の重さを支えているのが、両肩の肩関節を覆うようについている三角筋《さんかくきん》などの筋肉です。

三角筋が衰えてくると、少ない筋肉で重い両腕を支えなければならないので、疲れてしまいます。その結果、肩がこってしまうのです。

普段の生活の中で腕組みをするクセがついている人は、三角筋が弱っている疑いがあります。腕の重さが負担となりますから、無意識のうちに腕組みをしたくなるのです。また、机に座っているときに両手をテーブルや肘掛けに乗せる傾向があります。腕を乗せるとラクだからです。

さらに、三角筋が弱くなると、カバンを持つのがしんどくなります。カバンをもっと軽くしたいという気持ちが働きます。若い女性がボーイフレンドにカバンを持たせている人をときどき見かけます。

STIFF SHOULDER NAVI 1

肩こりは、エネルギーのムダ使い。

女性のカバンを持つ男性を〝優しい〟と表現してよいのかは、大いに疑問です。本当は、重い荷物を持って肩まわりの筋肉を鍛えることこそが、肩こりを予防・解消する格好のトレーニングの一つなのですから。

ただし、2～3kg程度の荷物を少し持つだけで歩けなくなる、肩がパンパンに張ってしまうという人は、すでに腕を支えるだけの筋肉がなくなっている証拠です。その場合は、無理をして重い荷物を持つのはやめて、三角筋のトレーニングをして筋肉を取り戻すところから始めましょう。

次ページに三角筋を鍛える日常的なトレーニングをご紹介しますので、ぜひ試してみてください。トレーニングによって筋肉量が増えてくれれば、カバンを持つのもラクになるはずです。

腕を支えるための筋トレ①

ショルダープレス（三角筋のトレーニング）

20回 ✱ 2〜3セット

❶ 両手に2ℓ程度のペットボトルを持ち、肘を曲げる。

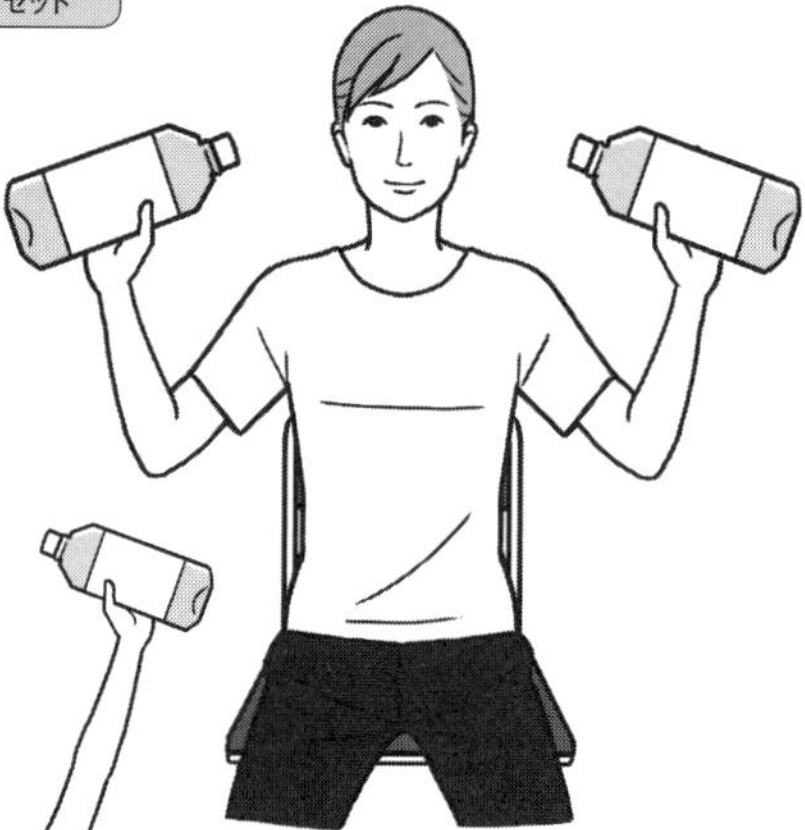

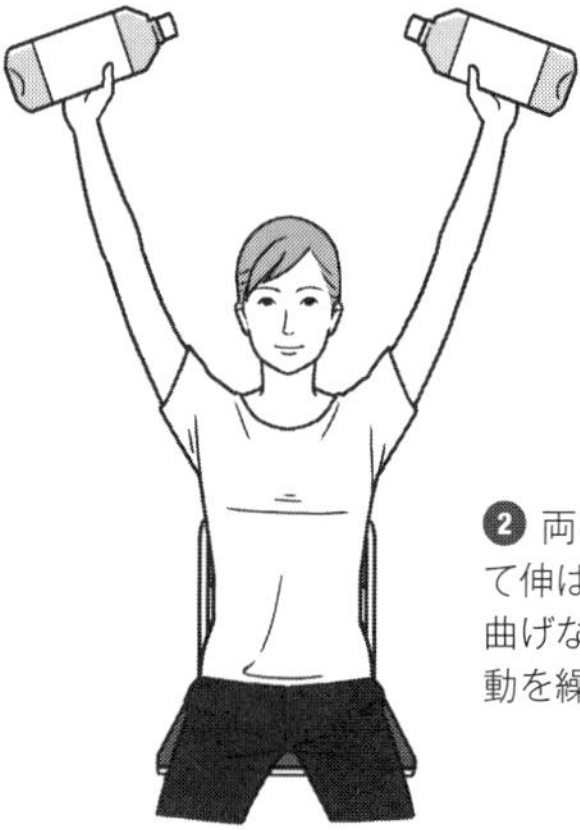

❷ 両手で持ち上げて伸ばし、再び肘を曲げながら下げる運動を繰り返す。

腕を支えるための筋トレ②

サイドレイズ（三角筋のトレーニング）

左右各20回 ✱ 2〜3セット

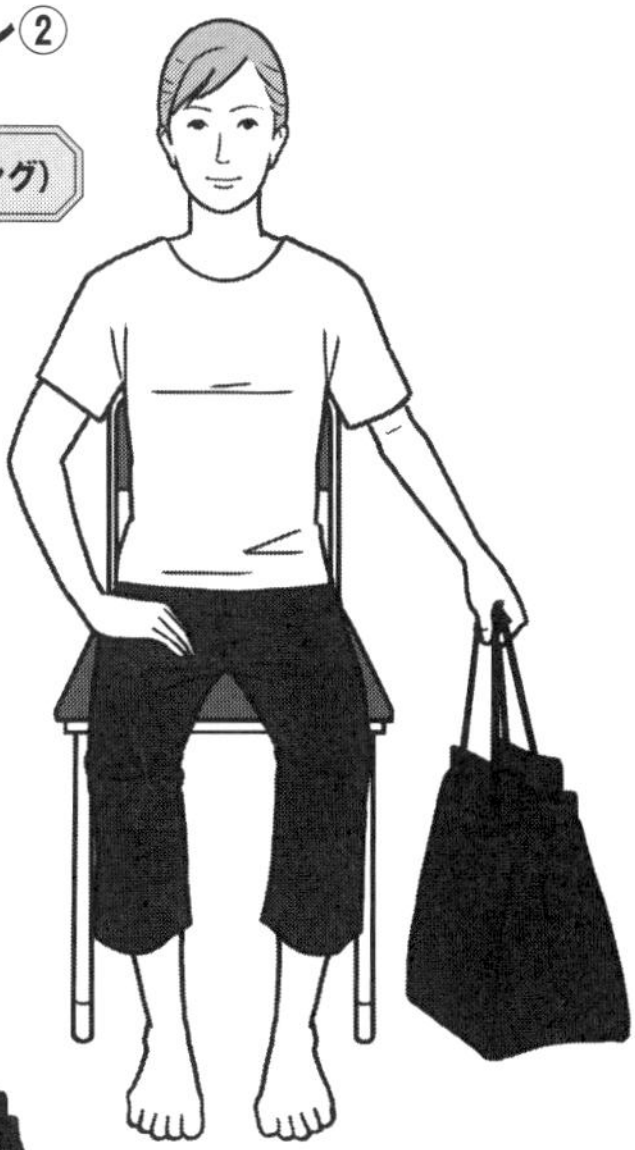

❶ 椅子に座った状態で、片手にカバンを持つ。

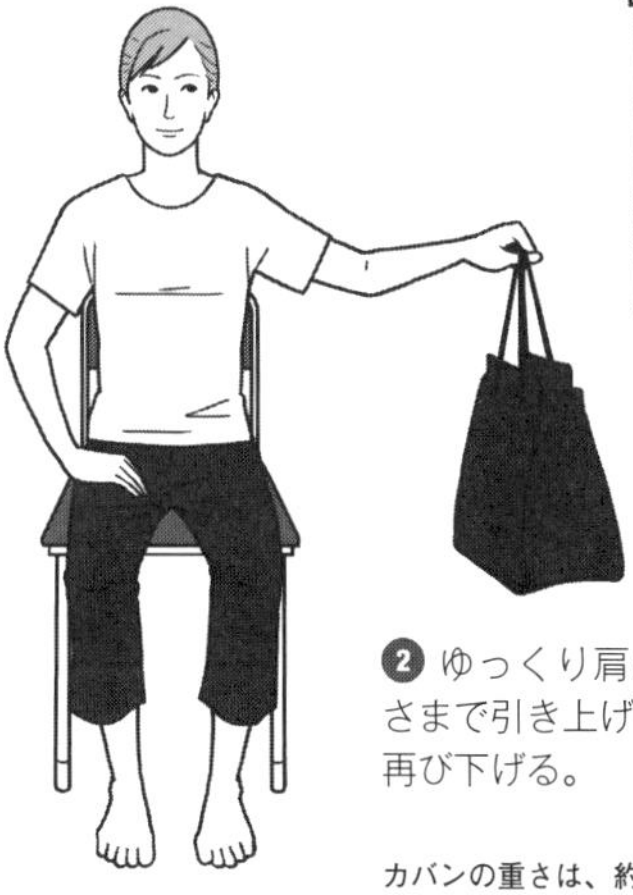

❷ ゆっくり肩の高さまで引き上げて、再び下げる。

カバンの重さは、約500gが目安。

STIFF SHOULDER

ストレスでも肩こりは起こる

肩こりを訴える水泳選手

肩こりを解消するためには、肩まわりの筋肉量を増やすことが不可欠。ということは、日常的なトレーニングによって筋肉を維持しているアスリートは、肩こりとは無縁という理屈が成り立ちます。

スポーツにもさまざまな種目があり、上半身の筋肉をあまり使わない競技もあるため一概に断定はできないのですが、アスリートに肩こりが少ないというのは事実といえます。

しかし、アスリートであっても肩こりに悩まされることがあります。原因となるのが、極度の不安やストレスです。

不安やストレスで緊張を起こす筋肉はただ一つ、僧帽筋《そうぼうきん》上《じょう》部《ぶ》線維《せんい》です。「身体のストレスが誘発されると、静的収縮の間や、肉体的に負荷がかかっていない状態でも僧帽筋上部の筋電図の活動が増加する」という研究結果が発表されています。肩まわりの筋肉のうち僧帽筋上部線維だけが、心理的な要因で拘縮《こうしゅく》を起こすことが科学的に認められているのです。

水泳のオリンピック選手が、大事な試合の前に肩こりを訴えるケースがあります。水泳の選手は、上半身、とりわけ肩まわりに見事な筋肉をつけています。なおかつ、練習を通じて一日じゅう肩を動かしていますから、血行不良の悩みとは無縁であると考えるのが自然です。

にもかかわらず、肩こりを訴えるというのは、精神的な緊張が大きく影響しているといえます。

大事な試合で勝たなければいけないといったプレッシャーが、僧帽筋上部線維の緊張を引き起こし、肩こりの症状となって表れているのです。

アスリートでなくても、普段から比較的熱心に運動をしているのに肩がこってしまうときがあります。これも精神的なプレッシャーの影響が疑われます。私自身、プレッシャーのかかる仕事を抱えているときには、からだを動かしていても肩こりに悩まされることがあるくらいです。

アルコールと過食以外でストレス解消

日常的に運動をしているのに肩こりに悩まされている人は、ストレスが原因となっている疑いがあります。

では、どのようにストレスに対処していけばよいのでしょうか。

まずは、ストレスの原因を軽減・回避できないかを検討します。たとえば、多忙すぎる仕事がプレッシャーになっている人は、休暇などをとって仕事量を減らします。職場の人間関係がストレスという場合は、部署の異動を願い出る方法もあります。

ストレスが解消できないときは、休職や転職を選択肢に入れるべきでしょう。ストレスの原因から逃げるという行為に、自責の念を感じる必要はありません。ときには「逃げる」という行為も、ストレスにうまく対処するれっきとしたストレスマネジメントの一つなのですから。

また、ストレスを一人で抱え込まないことも大切です。ストレスの原因について相談できる人を見つけておくというのも、有効なストレスマネジメントとなります。

心の内をさらけ出せる家族や友人が身近にいる人は、相談に乗ってもらう時間をつくるとよいでしょう。難しいようであれば、専門機関に出向いてのカウンセリングの受診をおすすめします。

できれば、ストレス発散の方法を自分で見つけておくのが理想です。私の場合は、読書をリラックスの一つの手段としています。仕事に関連する本を読むと、どうしても心身が仕事モードに入ってしまうので、仕事とは無関係の本を手にとるように意識しています。

お気に入りのクラシック音楽を聴く、泣ける感動映画を観るなど、リラックスできる手段を見つけておきましょう。

ただし、アルコールと過食はストレス発散の手段とはいえません。とくに飲酒は、ストレスの原因となる感覚を一時的に鈍らせているだけ。眠りも浅いものになってしまいますし、決していいストレスの対処法とはいえませんので注意してください。

STIFF SHOULDER NAVI 2

肩こりがしつこいなと思ったら、心もチェック。

STIFF SHOULDER

マッサージよりも筋トレのほうが、実はラク

マッサージがもたらすリラックス効果

肩こりがつらくなると、マッサージ店に駆け込むという人も多いことでしょう。マッサージを受けたあとは、しばらくは肩こりが解消され、からだがラクになる。その効果は私も賛同するところです。

マッサージをしてもらう時間は、心身ともにリラックスできます。短時間でも気持ちよく眠ることができたり、肩こりの原因の一つでもあるストレスを忘れさせる効果もあります。

マッサージには「手当て」の効力もあるのではないかと思います。

科学的な効果は証明されていないかもしれませんが、人の手をからだに当ててもらい、ぬくもりを感じることで、安心したり、気持ちが落ち着いたりする効果は多くの人が実感しています。

イヤなできごとがあったときなど、気分転換のためにマッサージ店を活用するのはアリです。マイナス感情を引きずるくらいなら、マッサージ店に行って心地よい音楽を聴いたり、セラピストと会話を楽しんだりしたほうが健全でしょう。

私自身、1カ月に一度はマッサージを受ける機会を持っています。1時間半ほどマッサージを受ける時間は、多忙な日常の中での貴重なリラックスタイム。

「最近、臀部《でんぶ》が痛いんですよね」（私）

「それは筋肉が弱っているからですよ。もっとここの筋肉を鍛えたほうがいいですよ」（セラピスト）

「そうなんですね。勉強になります」（私）

こんな会話を楽しめるのも、お店の人が私の本職が何なのかまったく知らないから（笑）。フィジカルトレーナーであることが知れると、相手もやりにくいようで、リラックスどころではなくなってしまいます。

毎回うとうとしているうちに、いつの間にか施術が終了しています。気持ちもリフレッシュし、肩も軽くなったような気がします。

しかし、マッサージよりも筋トレが先

マッサージを受けると、筋肉の緊張はほぐされます。肩がラクになる、気持ちいい、と感じるのはこのためです。

ただし、注意しなければいけないのは、筋肉の緊張がほぐされたとしても、筋肉量がアップするわけではないということです。マッサージを受けたとき、一時的に緊張が緩んでいるだけで、しばらくすると再び筋肉は緊張するので、肩こりは確実に再発します。肩がこる→マッサージに行く→また肩がこる→マッサージに行くが繰り返されるのも道理です。

ここが、アスリートが受けるマッサージとの決定的な違いです。アスリートは、練習後に筋肉の疲労を軽減するための入念なマッサージを受けます。

私は、トップアスリートの合宿にも同行しています。彼らは午前9時ごろから練習を開始し、昼食や軽い昼寝をはさんで午後7時ごろまで長時間にわたる練習を行います。練習を終えると、そこから筋力トレーニングがスタート。午後9時ごろまで約2時間にわたって汗を流した後に、ようやく夕食の席につきます。あとは翌日の練習に

備えて、早めに就寝しなければなりません。しかし、一日じゅう練習を行ってきたので、からだは興奮状態にあります。このままでは眠れないので、疲れがとれず翌日の練習の質が低下するおそれがあります。そこで、マッサージを行って興奮状態をリセットするというわけです。**過剰に酷使した筋肉の緊張をやわらげることで、入眠しやすくする効果が得られるのです。**

一般の方も、本当はトレーニングをして筋肉をつくることのほうが先決です。正しいポジションに十分な筋肉をつくり、その筋肉の疲労を回復させるためにマッサージを受けるというのが理想です。

筋トレよりもマッサージのほうがラク。そう言いたくなる気持ちもわかりますが、マッサージよりも筋トレのほうが、確実に効果が長続きします。私のもとでトレーニングをしているクライアントも、「トレーニングを始めてからマッサージに行かなくなった」と異口同音に語っています。

STIFF SHOULDER NAVI 3

マッサージでほぐれる筋肉の緊張は、ほんの一時。

STIFF SHOULDER !

首こりには、伸びきった輪ゴム（靭帯）を緩めることが先決

首まわりのこりも肩こりの一種

肩こりには2つのタイプがあります。一つは、前述した肩甲骨まわりのこり。そしてもう一つが、首まわりのこりです。

肩と首が同時にこる人もいれば、肩はこらないのに首だけこる、逆に肩だけがこるという人もいます。首の後ろを押すと気持ちいい人は首こりが、肩甲骨まわりを押すと気持ちいい人は肩甲骨まわりのこりが疑われます。肩こりに悩んでいる人は、どちらのこりがつらいかをチェックしてみましょう。両方こるという人は、よりつらいほうから解消をはかっていくことをおすすめします。

首こりのメカニズムは、50ページでお話ししたストレートネックと大きな関連性があります。首まわりがこりやすい人は、ストレートネックの可能性があるといえそうです。

STIFF SHOULDER NAVI 4

首が痛いときは、うつ伏せで頭を持ち上げる。

頸椎《けいつい》がまっすぐに伸びると、靱帯《じんたい》が引っ張られて過剰な負担がかかります。いわゆる靱帯が伸びて痛いという状態です。骨と骨をつなぐ輪ゴムのようなものです。静止しているときは、輪ゴムが伸びもせず縮みもしていない状態が正常であり、骨が一方に傾くと連動して輪ゴムも伸ばされます。

からだが痛みを感じると、防衛反応が働き、これ以上輪ゴム（靱帯）が伸びないようにと、周囲についている筋肉をかためてしまうのでしたね。

このように筋肉の拘縮が起きている状態を、私たちは首のこりという症状として認知しているわけです。

首周辺の筋肉がこると、**首を通っているたくさんの血管や神経にも悪影響を与え、機能が低下するおそれもあります。首まわりがこりやすいという人は、伸びきった輪ゴムを緩めてあげるのが先決です。**方法としては、首の下に枕を敷く、うつ伏せになって頭を持ち上げるストレッチなどが効果的です。

STIFF SHOULDER

肩がこりやすい体型

なで肩、いかり肩、どっちが肩こりになりやすい!?

62ページで姿勢と肥満体型の関係について触れたように、肩こりと体型には結びつきがあるのでしょうか。

なで肩の人は、もともと肩が下がりぎみのところに、3kg程度の腕の重みを支えることになります。無意識のうちに肩を上げようとするため、筋肉が緊張し、肩こりになりやすい傾向があるとはいえそうです。

残念なことに、なで肩は骨格の問題ですから、改善するのは困難です。もしかすると、外国人よりも日本人の肩こり人口がはるかに多いのは、なで肩の骨格に原因があるのかもしれません。

では、いかり肩の人はどうでしょうか。**いかり肩の場合は、僧帽筋の筋肉がつきすぎ、緊張による肩こりのリスクを抱えています。**

とくに男性には「肩幅を広くしたい」と考えて、三角筋を熱心に鍛えようとする傾向があります。通常は、ダンベルなどを持ち上げて肩を鍛えるトレーニングを行います。このとき、96ページで紹介したような動作で、三角筋だけを鍛えれば肩に筋肉がつくので肩幅を広くする効果が得られます。

しかし、トレーニングのやり方を間違って、ダンベルを上げるときにどうしても肩をすくめる動作のように肩もいっしょに上げてしまいがち。すると、三角筋だけでなく僧帽筋上部がいっしょに鍛えられてしまいます。

僧帽筋上部のトレーニング自体は悪いことではないのですが、鍛えただけでは筋肉に柔軟性がないため、筋肉の長さが短くなり、不自然に肩を上に引っ張り上げてしまう可能性もあります。これが、いわゆるいかり肩の状態をつくるというわけです。

トレーニングをするときには、あわせてストレッチも行い、短く太くなった筋肉を長く伸ばしてあげることが大切です。

STIFF SHOULDER NAVI 5

筋肉のつきすぎによる肩こりに気をつけて。

STIFF SHOULDER

肩こりに鍼灸が効く人、効かない人

あなどれない疑似鍼効果

重い肩こりから抜け出す手段として、鍼《はり》やお灸《きゅう》に救いを求める人もいます。「マッサージでは一時的な効果しか得られなかったけど、鍼治療を受けたらウソのように肩が軽くなった」。こんな言葉を耳にすると、鍼やお灸に過大な期待を寄せてしまうのも無理はありません。

鍼やお灸の効果については、現時点で科学的な裏づけがとれているわけではありません。ただし、少なくともプラセボ（偽薬）効果はあるでしょう。

鍼灸師《しんきゅうし》が、実は鍼をさしていない、あるいは無関係の部位に鍼をさしているのに、患者には「鍼をさしましたよ」と伝える。いわゆる「疑似鍼治療」を行ったところ、実際に患者が効果を実感したというエビデンス（その治療法がよいとされる証拠）が多方面から報告されています。このプラセボ効果には、決してあなどれないものがあります。なぜ、治療をしていないのに効果を感じるのか。人間は脳によってコントロールされる高等動物だからです。脳にコントロールされているということは、脳をだますことができれば、からだをだますことも可能ということです。

私は、プラセボ効果も立派な治療行為の一つであると考えます。実際に効果が得られるなら、どんな治療を選ぶのも自由です。私のまわりのスポーツ選手を見ていても、「鍼をしてもらうと効く」という人が現にたくさんいます。ということは、鍼をさしてもらうことで、何らかのよい作用がからだに起きていることはまちがいないでしょう。

私自身に限って言えば、鍼の効果を実感した経験がありません。スポーツ選手を通じて権威といわれる先生に鍼をさしていただいたこともありましたが、まるで変化がなかったのです。結論としては、鍼治療の効果は人それぞれであるといえそうです。効果が得られる人は、利用を続けてもよいと思います。

STIFF SHOULDER NAVI 6

鍼灸で肩こりがなおる人もいる。

POSTURE
LIFE STYLE TO GOOD POSTURE
STIFF SHOULDER
LIFE STYLE TO GOOD STIFF SHOULDER
MEAL
MOTIVATION

STIFF SHOULDER

しつこい肩こりには水泳もおすすめ

基本的にはやってみて楽しいと思えるスポーツを

肩こりを予防・軽減するには、全身の筋肉を動かして血液の循環をよくすること、筋肉量のアップをはかることが一番です。

非活動的な生活を送っている人は、まずは運動の習慣をつけるところから始めてみましょう。

スポーツジムに通い、トレッドミルで走るのも、マシンを使って筋トレに励むのもよいでしょう。近所の公園で子どもといっしょにバドミントンをするのも、キャッチボールをするのもよし、です。

気の置けない仲間たちとボーリングで遊ぶのも立派な運動です。自分が楽しいと思えるスポーツや運動に取り組めば、継続もしやすくなります。筋肉を動かすことで血行がよくなり、肩こりが軽くなれば、ますます運動することが楽しくなるに違いありません。

日ごろ、運動の習慣を持たない人は、何かスポーツに取り組むチャンスがあったら積極的にチャレンジすることをおすすめします。

「たまたま近所の体育館で活動しているバレーボールサークルに誘われたから」「テレビでボルダリングをしている人を見て、おもしろそうだと思ったから」

世の中には、ちょっとした偶然で競技と出合い、ライフワークにしてしまう人もたくさんいます。私がテニスをするようになったのも、たまたまあるテニスプレーヤーとのご縁ができたからです。ですから、基本的にはやってみて楽しいと思えるスポーツに取り組めばよいと思います。

水泳にも肩こりにも重要な肩甲骨の動き

そのうえで、「どんなスポーツをすればよいかわからない」「肩こりによい効果をもたらすスポーツがあるなら、それをやってみたい」という人に、あえて具体的な種目を挙げるとしたら、水泳がよいのではないかと思います。

その理由は、肩を回すという動きを通じて、肩甲骨を動かすことができるからです。

初心者が水泳を始めるときには、クロールや背泳ぎから習得をめざします。いずれも、肩を中心に腕を回転させながら前進する泳法です。

クロールで泳ぐとき、腕を回すという動作は肩関節で行われています。肩関節の回転によって腕で水をかくという動作が可能になるのですが、肩関節だけでは可動範囲が狭いという問題が生じます。

ここで大きな役割を果たすのが肩甲骨です。**肩関節と肩甲骨が同時に動くことによって、ダイナミックなストロークが可能となるのです。**

わかりやすく説明すると、私たちが〝バンザイ〟のポーズをとれるのは、肩甲骨が動くから。**肩甲骨の動きが悪くなると、両腕は途中までしか上がらなくなります。**まったく運動をしてこなかった人が水泳を始めると、「手が上がらない」という感想がよく聞かれます。これは肩甲骨の動きが悪い状態を表しています。

私が講演会などで肩甲骨についてお話をすると、「肩甲骨って動くのですか?」という驚きの声がしばしば上がります。肩甲骨の位置や動きについては、ほとんどの人が知らないというのが実態のようです。

家族や友人に後ろ向きになってもらい、肩の背中側に手を当ててみてください。左右に一対あるのが肩甲骨です。そのまま腕を上げてもらうと、肩甲骨が上がっていくのが確認できるでしょう。その人の腕がスムーズに上がらなかったら、肩甲骨の動きが悪い証拠ですね。

〝バンザイ〟がうまくできない状態で一生懸命水泳に取り組んでも、肩甲骨が動くようにはなりません。むしろ肩関節に負担がかかるというデメリットが生じます。

肩甲骨の動きが悪い人は、肩甲骨を動かすというステップからスタートする必要があります。肩甲骨を動かすトレーニングは、PART4（↓137ページ）にご紹介していますので参考にしてください。トレーニングによって肩甲骨が動くようになってきたら、プールでのトレーニングに移行してもよいでしょう。

正しい泳法でクロールや背泳ぎができるようになると、泳いだときに肩甲骨をダイナミックに動かすことになります。筋肉の血行不良や、緊張の解消にもつながるでしょう。

STIFF SHOULDER NAVI 7

水泳は、肩甲骨をフルに動かせる。

POSTURE
LIFE STYLE TO GOOD POSTURE
STIFF SHOULDER
LIFE STYLE TO GOOD STIFF SHOULDER
MEAL
MOTIVATION

STIFF SHOULDER

肩こりに効く寝具

マットレスは低反発？　高反発？

　ベッドが自分に合っていないと、姿勢も悪化します。姿勢が悪化すると、筋肉は緊張状態が続くため、肩こりも誘発されます。だから、ベッドはできるだけ自分のからだのバランスに合ったものを選ぶべき。そんなお話をすると、矢継ぎ早に次のような質問を受けます。

「マットレスは硬いものと柔らかいもの、どちらがいいのでしょうか？」

「よいベッドを選ぶというのは、できるだけベッドにお金をかけたほうがよいということでしょうか？」

　低反発マットレスか、高反発マットレスか。寝具業界における永遠のテーマであり、一般の人にとってかなりの難問であるのは間違いありません。

「低反発のほうが、ほどよくからだにフィットするので肩にも負担がかからない」

「肩への負担でいえば、寝返りがうちやすい高反発に分があるに決まっている」

いずれのロジックにも一理ありそうで、迷いはますます深まるばかりですが、この質問に対して、私は次のように答えています。

「硬いマットレスのほうが心地よく感じるのであれば、あなたには硬いマットレスが合っているということです。もし、柔らかいマットレスのほうが心地よいというのなら、柔らかいマットレスを選ぶべきです」

要するに、低反発・高反発どちらも正解ということです。決して答えをはぐらかしているわけでも、両者のメーカーに配慮しているわけでもありません。

よいマットレスは、**その人の筋肉のつき方や、筋肉量、骨格の状態などによって異なります。**ですから、世の中に多種多様な硬さのマットレスが流通し、同じマットレスを評して「これは最高に気持ちいい」と言う人と、「これは寝心地が悪すぎる」と言う人に評価が真っ二つに分かれるのは当然です。

もし、今使っているマットレスに違和感を持っている場合は、体格や筋肉量、骨格に対してマットレスが合っていない疑いがあります。これが悪いベッドということであって、ベッドが高価なものかどうかとは無関係です。たとえ低価格でも、寝心地がよければいいベッドといえます。

枕選びも同様です。低反発枕がよいのか高反発枕がよいのかは、その人のコンディションしだい。

皆が絶賛しているから、テレビCMなどで話題になっているから、などの安易な理由で新しい枕に飛びつくのは感心できません。皆にとってのよい枕と、自分にとってのよい枕は違う。その前提を、くれぐれも忘れないようにしてください。

なお、PART1で触れましたが、ストレートネックの疑いがある人は、枕をやめたり、首の下にタオルを巻いただけの首枕を使ってみたりすることが正解でしょう。枕の高さを低くするか、枕の使用をやめてみて心地よく眠れる場合は、枕そのものの使用を控えたほうがよさそうです。枕を使わなければならないという常識にとらわれないで判断しましょう。

店頭で体験すればOK?

寝具店のショールームなどでは、実際に寝心地を体験できる設備が整っています。

そこで最もピッタリくるマットレスを選べばよいようにも思えますが、ここにも一つの問題があります。寝た瞬間の心地よさと、長時間使ったうえでの心地よさはイコールではないというものです。

とくに女性は、バッグ選びなどで同様の経験をお持ちのことでしょう。

店頭でバッグを選ぶときには、まず見た目で好き嫌いを判断します。次に、実際に手にとってみて重さや質感をチェックします。鏡で洋服とのコーディネートを確認するかもしれません。

そうやって吟味を重ねた末に購入へと至るわけですが、実際に使い始めてみると、不思議と違和感が生じてくることがあるのと同じです。

一瞬だけベッドにからだを横たえたのと、一晩の睡眠を経たのとでは感覚が異なります。ですから、店頭でのベッド選びは難しいのです。

旅行先のホテルなどで理想のベッドと出会ったら、ホテルの従業員に販売元を尋ねてみるのも一つの方法かもしれません。

STIFF SHOULDER NAVI 8

マットレスも枕も〝心地よさ〟がベストかどうかで選ぶ。

STIFF SHOULDER

質のいい睡眠は、こりを残さない

理想の睡眠時間は人それぞれ

寝具の話が出ましたので、睡眠時間についても触れておきたいと思います。運動習慣を身につけて、筋肉量を増やすためにも十分な睡眠は必要です。睡眠をしっかりとると、成長ホルモンが分泌されますから、損傷した細胞の修復や疲労回復の効果は期待できます。結果として「よく寝ると肩こりが解消する」というロジックは成立しそうです。

「睡眠は一日8時間以上必要ですか?」と質問を受ける機会が多いのですが、「8時間」には何の根拠もありません。**必要な睡眠時間には、大きな個人差があります。**4～5時間で十分な人もいれば、8時間以上の睡眠が必要な人もいます。

理想の睡眠時間は、人それぞれです。自分にとって何時間寝ると心地よいのか、疲れがとれるのかを基準に考えてください。

睡眠時間だけでなく、睡眠の質も非常に重要な要素です。睡眠の質が低下していると、眠りが浅くなり疲れも残ってしまいます。逆に**短時間睡眠であっても、眠りが深ければ体調も万全になります。**

睡眠の質を低下させる大きな理由の一つが、いわゆる寝酒（ナイトキャップ）の習慣です。アルコールを摂取すると、たしかに入眠しやすくはなりますが、睡眠の質は確実に低下します。お酒がないと眠れないという人は、浅い眠りが続くので、疲れがなかなかとれなくなります。寝酒でなくても、晩酌で過剰にアルコールを摂取している人は、やはり睡眠の質が低下し、慢性的に疲労がたまりやすくなります。このような人が8時間たっぷり寝ても、日中はからだのだるさを引きずる可能性が大です。

アルコールのほか、脂肪分の多い夕食や激しい運動も睡眠に悪影響を及ぼす心配があります。睡眠時間は確保しているのに、からだは疲れているという状況に心当たりがある人は、睡眠の質を妨げている要素に注意してみるとよいでしょう。

STIFF SHOULDER NAVI 9

睡眠も時間よりも質優先で、筋回復につながる。

STIFF SHOULDER

頭痛や吐き気があるときは受診が必要

肩こりと頭痛・めまいの関係

肩こりの症状を訴える人の中には、「頭痛がひどいときには肩こりもひどくなる」「目の疲れと肩こりが連動している」という人もいます。

たしかに、肩こりの原因は、筋肉量の低下だけですべて片づけられるものではありません。肩こりには、内科的、外科的な疾患から引き起こされるものもあります。

吐き気を催すくらいに肩こりがひどいときには、病院で精密検査を受ける必要があるでしょう。重篤《じゅうとく》な場合は筋弛《きんし》緩剤《かんざい》を打ち、一時的に症状を緩和させるなどの措置をとる場合があります。重い頭痛に悩む人は、薬を処方してもらって服用するなどの対処が求められます。

病院に通ったり、薬剤に頼ったりするのをすすめるのは、一つにはほかの疾患との合併症も疑われるからです。**もう一つの理由は、筋トレという行為自体が難しくなる**

からです。重い頭痛と肩こりを併発している人は、ランニングしようという気も起きないでしょうし、水泳をしようという意欲もわかないはずです。一時的にでも、病院でドクターの力を借りて症状を改善する。そのあと、無理のないペースでトレーニングに取り組めばよいのです。

目の疲れがどうしてもつらいときは、眼科医の受診をおすすめします。ただ、フィジカルトレーナーの観点からは「目を酷使したことで、何かを視《み》るという動作に疲れてしまい、からだが緊張する。その悪い姿勢のまま長時間、ものを視続けた結果、筋肉の緊張状態が保たれ、肩がこった」との仮説を立てることが可能です。

パソコンでの作業のしすぎで目を酷使してしまうという人は、何らかの方法でパソコンに向かう時間を減らす努力が必要かもしれません。このようなケースでは、筋トレによる肩こり解消の余地もありそうです。

STIFF SHOULDER NAVI 10

頭痛・めまい・吐き気が伴うときは、迷わず受診を。

POSTURE
LIFE STYLE TO GOOD POSTURE
STIFF SHOULDER
LIFE STYLE TO GOOD STIFF SHOULDER
MEAL
MOTIVATION

STIFF SHOULDER

首をストレッチするときは、ゆっくりと

首が鳴るのは問題なし？

　仕事の合間などに首を回して緊張をほぐす。ごく普通に行いがちな行為ですが、首を強く回してポキポキと音を鳴らすのはちょっと問題です。

　首を回したり、左右に勢いよく傾けたりして音を鳴らすと、首まわりの血管が一瞬圧迫され、血流が一時的にストップします。

　血流がストップすると、瞬間的にボーッとするような心地よさを感じます。この感覚を、こりがほぐれたものとして誤解しているわけですが、本当は決してからだによい行為ではないのです。

首を回す運動をするときは、ゆっくり回すことを心がけてください。ゆっくり回すときに音が少し鳴る程度であれば、とくに心配しなくても大丈夫です。

　ただし、首を回して音を鳴らすのがクセになっている人は、できるだけ控えるよう

にしたほうがよさそうです。

極端に強く後ろに反らすのは問題

首を回す運動自体に問題はないのですが、極端に強く後ろに回すのは、やはり血管を圧迫するおそれがあるのでＮＧです。

首を後ろに反らすときは、あごを上げるようにして、ゆっくり首を反らせるのがポイントです（↓82ページ、「頸椎の動的ストレッチ」）。首を後ろに反らす頸椎の動的ストレッチは、適切に行えば、頸椎本来のカーブをつくるうえで有効です。

ストレートネックの疑いがある人は、骨と骨とを結びつける靱帯が伸ばされてしまっている可能性が高いといえます。首の靱帯に負担がかかっている状態で強く首を後ろに回すと、さらに靱帯を痛めてしまうおそれがあるので、くれぐれも注意してください。

STIFF SHOULDER NAVI 11

頸椎本来のカーブをつくる。

STIFF SHOULDER

肩こり解消には温める？　冷やす？

ストレスが原因の肩こりは温める

低筋力によって肩こりや首こりが起きているとすると、温めることによる改善効果は期待できないと言わざるを得ません。ただし、98ページでお話ししたようなストレスを原因とする肩こりには、一定の効果がありそうです。

「明日は大事なプレゼンがある」「明日は就職の面接がある」——精神的に緊張する場面に直面すると、筋肉も緊張して硬くなります。人間のからだで唯一、精神的な緊張によって硬くなるのは僧帽筋上部線維という筋肉でしたね。

こんなとき、**肩や首まわりを温めることで、心のリラックス効果が得られる可能性があります。**気持ちがリラックスした結果、緊張が緩んで肩こりや首こりもラクになるという仕組みです。

とくに、首を伸ばそうとしたときに攣《つ》ってしまう、けいれんを起こしてしまうというのは、筋肉が長時間縮んでいて、伸び縮みできなくなっている状態を意味します。決して筋肉そのものが損傷しているわけではないので、温めると緩んでくる効果は得られるでしょう。

温泉に入って温まるとからだがラクになるというのも、同じ理屈で説明できます。温泉に入ると心もリラックスして解放的になり、温めることで筋肉も緩みます。経験による実感からも、一般的には「温めれば肩こりがなおる」というイメージが定着しているようです。

しかし、マッサージを受けるのと同じように、あくまでも**一時的に筋肉の緊張がほぐされただけであり、根本的に改善した状態とは異なります。**

当然のことながら、温泉に入って温めるだけでは筋肉量は増えません。しばらくすると、こりが再発し、また湯治《とうじ》に行って温めるという行為が延々と繰り返されるだけです。趣味で温泉の入浴を楽しむのは大賛成ですが、時間とお金をかけた湯治で肩こり解消をめざすよりも、自宅で筋力トレーニングをしたほうがはるかに効果的、効率的ではないでしょうか。

筋肉を酷使したときは冷やして

温めるのではなく、逆に湿布などを貼って冷やすほうが効果的なケースがあります。それは、筋肉の酷使によって炎症が起きてしまったとき。湿布を使って炎症した部位を冷やすというのは、理にかなっています。

先日、私も背骨の周囲と肩まわりにたくさんの湿布を貼る機会がありました。クライアントといっしょに30km走を行った直後のことです。なぜ、湿布を貼ったのかというと、相手のペースに合わせてゆっくり走ったからです。

私の普段のフルマラソンのタイムは、3時間程度。しかし、その日は30kmを5時間程度かけてスローペースで走りました。このスローペースは、私にとっては垂直跳びに近い動きを要するので、背骨に負担がかかり、背骨を支える筋肉が炎症を起こしてしまったというわけです。

湿布の目的は、筋肉を酷使して痛みが出たときにアイシングをするのと同じです。

極度の筋肉痛のとき、アスリートはアイシングをして筋肉をストレッチします。

アイシングの方法としては、通常はアイスパックを使い、1回20分程度のアイシングを行います。その後、2時間おいてから再び20分のアイシング……というサイクルで2~3セット繰り返します。

痛みがあまりにも強い場合は、アイシングが有効です。アイシングによって筋肉を冷やすと、麻酔と同様の効果が得られます。言ってみれば、麻酔注射の代わりにアイシングを行っているようなイメージでしょうか。アイシングによって痛みを感じにくくなるので、ストレッチが行いやすくなるのです。

筋肉を冷やした状態で行うストレッチは、「クライオ療法」と呼ばれます。痛みを抱えながらどうしてもストレッチを行う必要があるケースでは、しばしば行われる手法です。

もっとも、からだを温めるときと同様に、からだを冷やす行為自体が筋肉量を増やす効果をもたらすわけではありません。アイシングは対症療法である、と認識したうえで行うようにしてください。

STIFF SHOULDER NAVI 12

温めても冷やしても筋肉量が増えるわけではないことに気をつけて。

STIFF SHOULDER

四十肩、五十肩は「凍った肩」

炎症が起きているときは安静に

中高年になると起きやすい肩のトラブルが、四十肩、五十肩です。正式には「肩関節周囲炎」といい、肩関節をつくる骨や靱帯、腱《けん》などが老化し、炎症が起きることによって発症します。

肩こりとは異なり、年をとれば誰もが避けられない症状であると考えられがちですが、最大の原因は肩関節まわりの運動不足。加齢とともに肩関節を動かさない生活が続いたから起きるトラブルであって、40代、50代になったから起きるというわけではないのです。

四十肩、五十肩は、英訳すると"frozen shoulder"（凍った肩）という言葉で表現されます。肩が凍ってしまって動かなくなるという状況を的確に表している言葉ですね。

四十肩、五十肩になると肩から腕にかけて痛みを感じます。とくに、夜間や冬場の冷えたときなどに強い痛みを覚えるともされています。腕を上げようとすると痛むので、運動制限も生じます。髪をとかしたり洗ったりする動作がしにくくなり、服を着替えるときもシャツに袖を通しにくくなるなど、日常生活上の問題が生じるのです。

肩関節に炎症が起きているときには、無理をせず安静にするのが大切です。しばらく安静にしていると、症状はしだいに治まってきます。しかし、**そのまま肩関節を動かさない生活を続けると衰える一方ですから、再び炎症が起きるのは時間の問題です。**40代、50代にかけて断続的に再発することが、四十肩、五十肩と呼ばれるゆえんでもあります。

炎症が治まってきたら、意識的に肩や腕を動かすように心がけましょう。なかでも有効なのが、腕を内向き、外向きにひねる動作です。中身の入ったペットボトルなどを持ち、腕を内側に回したり、外側に回したりしてみてください。発症を予防するトレーニングとなるでしょう。

STIFF SHOULDER NAVI 13

四十肩、五十肩が治まったら、肩を動かして再発させない。

STIFF SHOULDER

筋肉を緩めると肩こりがなおる⁉

筋肉を脱力させるとは？

フィジカルトレーニングの世界では、筋肉に対するアプローチは大きく「収縮」と「伸張」の2つに分類されます。

筋肉は、基本的に収縮することで力を発揮します。ダンベルなどを持ち上げるとき、腕の筋肉は収縮します。意図的に筋肉に負荷をかけて収縮させることで、筋力の強化を図っているというわけです。

一方、伸張とはストレッチのことであり、筋肉を伸ばす行為を意味します。持ち上げたダンベルを下ろすとき、収縮した筋肉は伸ばされます。つまり、私たちは収縮と伸張を繰り返すことで筋肉をトレーニングしているのです。

それに対して、現在は新しいアプローチとして、筋肉を「脱力して動かす」「脱力して揺らぐ」というものが提唱されるようになってきました。

これは筋肉を無理に収縮・伸張させると、かえって緊張をもたらすという視点からもたらされた方法であり、「モビリゼーション」とも呼ばれているのもその一種です。最近では、脱力して揺らぐアプローチによって筋肉の緊張がとれると考えられるようになってきたのです。

収縮・伸張することで緊張しやすい筋肉は、たしかに存在します。

46ページでは、大胸筋《だいきょうきん》が硬くなると、肩関節が前に引っ張られて肩甲骨も外側へと開き、ねこ背になりやすいという話をしました。この大胸筋の下のほうに、小胸筋《しょうきょうきん》という筋肉が存在しています。小胸筋には非常に硬くなりやすいという性質があり、これが硬くなることによって、肩関節が前に引っ張られてしまうともいわれています。

モビリゼーションの視点からすれば、小胸筋はストレッチで伸ばそうとしても、緊張してしまうから逆効果。そのため、仰向けの状態で専門家の手技をかけて脱力させる方法がとられることになります。

これが「脱力して動かす」「脱力して揺らぐ」といった表現で、耳目を集めるようになっています。

脱力は難しい

私が手技をかけてストレッチをするときも、「この筋肉は伸ばそう」「この筋肉は緩めよう」と、筋肉の性質によって判断をすることがあります。ですから、筋肉を緩めるというアプローチにも一理あると思います。最近では、「筋肉を緩める」ことをテーマにした書籍なども多数刊行されているので、参考にしてみてもよいでしょう。しかし、実際には自分自身で筋肉を緩めるのは難しいという問題があります。

実は、一般の人とトップアスリートを比較すると、筋肉量だけでなく脱力の能力にも差があります。私がトップアスリートに脚のストレッチを施しているとき、「筋肉の力を抜いてください」と言うと、彼らはとても上手に脱力します。抱っこしているときに子どもが寝てしまうと、急に重くなったように感じます。あれは実際に体重が増えているのではなくて、脱力しているということです。同様に、アスリートは脚の力を完全に抜くことができるので、急に重さを感じます。ところが、一般の方に「力を抜いてください」と言っても、明らかに筋肉が硬くなって力が入ったままなので、ほとんど重さが変わらないのです。それでも、自分では脱力できていないという状態が把握できないので、いつも次のような会話が交わされます。
「力が入っているでしょう。力を抜いてくださいね」(私)
「いえ、力を抜いていますよ」(クライアント)
「いやいや、力が入っていますよ」(私)
大多数の人は、脱力しようと思っても、力が抜けきれません。脱力するというアプローチが今ひとつ浸透しないのも、ここに原因があると私は見ています。
この問題をクリアするため、ボールなどのツールを使って筋肉を緩める方法を提唱している方もいらっしゃいます。また、プールなどの水中で浮き具を活用して、からだを浮かせた状態で関節を緩める方法も知られるようになってきました。水には浮力があるので、からだが緩みやすいというメリットがあります。タラソテラピーなどのように、温かい海水では、よりからだが浮きやすくなります。水に抵抗がない人は、チャレンジしてみるとよいかもしれません。

STIFF SHOULDER NAVI 14

脱力できる人は、モビリゼーションもおすすめ。

COLUMN 3

姿勢は〝人〟を表す？

姿勢にはその人のものの考え方が色濃く出やすいという特徴があります。たとえば、取引先でクレーム対応をするときや上司からお小言を頂戴しているときには、誰しも必然的に背中を丸めるはずです。

何かを一生懸命伝えようとするときには前のめりの姿勢をとるでしょうし、熱心に話を聞こうとするときにも相手のほうにからだを傾けるはずです。

「ねこ背になると、性格まで気弱になる」

「性格が気弱だから、ねこ背という姿勢に表れる」

だから姿勢を正しいものにすべき、と主張する本もたくさんあります。考え方と姿勢がリンクするというのはそのとおりかもしれません。

ただし、そのときどきのシチュエーションに応じて、人間の姿勢が変化しているのです。

会社の同僚や友人から「ちょっとねこ背なんじゃないの？」と指摘されたとしても、たまたまそのとき前傾姿勢をとっていただけかもしれません。ねこ背であっても一時的なもので、深刻に受け止める必要がないケースも多いことを知っておいていただきたいと思います。

PART 4

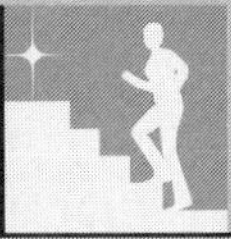

LIFE STYLE
TO STIFF SHOULDER

「コリトレ」
―― 普段の生活をしながら筋肉をつける

LIFE STYLE TO GOOD STIFF SHOULDER

2つのステージで肩こりをほどく

肩甲骨を動かすステージと、安定させるステージ

肩関節は、筋依存型の関節といわれ、筋肉に非常に依存した構造をしています。これは、筋肉へのアプローチによって改善効果が期待できるということでもあります。

このPARTでは、肩甲骨《けんこうこつ》を正しい位置に戻して肩こりを解消するためのトレーニングをご紹介していきます。

実際に、私の目の前に肩こりに悩むクライアントがいると仮定して、どのような手法で改善を図っていくかという観点からメニューを組み立ててみました。

トレーナーは、通常、時期を区切り「この時期はこのメニューをして、次の時期はこのメニューに取り組む……」という具合に、段階的にトレーニングを計画していきます。これは「期分け」といわれる作業であり、期分けの成否がトレーニングの成否を左右するといっても過言ではありません。

本来、肩こりの改善には3つのステージが必要となります。しかし、3つの期分けを行うとトレーニングが複雑になりすぎて、取り組みにくいものとなってしまいがちです。そこで、本書ではあえて3つ目のステージを省略し、2つのステージに分けて解説していきます。

では、2つのステージではそれぞれ何を目標にしていくのかをお話ししましょう。一つ目は「肩甲骨を動かす」ステージで、2つ目は「肩甲骨を安定させる」ステージです。

普段は使い分けを意識していないと思いますが、実は、関節は「スタビリティジョイント」と「モビリティジョイント」の2種類に分類されます。簡単にいうと、**スタビリティジョイントは、からだを安定させるために働く関節。モビリティジョイントは、からだを動かすための関節です。**

人間のからだでは、安定させるための関節と動かすための関節が同時に働くことでスムーズな動作を可能にしています。たとえば、腰の関節はからだを安定させるために働き、手首の関節が動くから物をとったり離したりできる、という具合です。

さて、冒頭で肩甲骨を正しい位置に戻して肩こりを解消しましょうとお話ししました。肩甲骨は、からだを安定させるために働く関節（スタビリティジョイント）ですから、肩こり解消のためには、肩甲骨が安定するようなトレーニングを行えばよいのではないかと思えます。

しかし、ここに落とし穴があります。非活動的な生活が続くと、肩甲骨は動かなくなります。肩甲骨は動くための関節ではないのですが、最低限動いてくれなければ、手を上げて〝バンザイ〟のポーズすらとれなくなってしまいます。

ですから、あえて最初のステージでは肩甲骨を動かすストレッチからスタートします。肩甲骨が動くようになってから、2番目のステージへと移行し、本来の役割であるからだを安定させるためのトレーニングを行っていきます。

からだが熱くなるまでストレッチ

では、第1ステージのストレッチから始めましょう。ここで取り組むのは「動的ストレッチ」を5種目。肩甲骨を動かすのが目標です。

まずは、この動的ストレッチに専念してください。とにかくたくさんの回数をこなすのがポイント。ストレッチを行っても効果が出ないという人をよくよく観察してみると、共通するのは圧倒的な回数不足です。私がグループレッスンなどで「肩を回しましょう」と言うと、皆さん最初は熱心に取り組むのですが、疲れてくるとついつい動きを止めてしまいます。

私の目と周囲の人の目があるときには、比較的がんばってストレッチをするのですが、いざ一人になるとますます回数不足に陥りがち。私はしばしば次のような言葉をかけて、ストレッチを行っていただくようにしています。

「5種目のストレッチをやったあと、その部分の筋肉をサーモグラフィでとったら真っ赤な色になるだろうな、と自分で思えるくらいまで回数をこなしてくださいね」

きちんと動的ストレッチを行えば、終わったときに明らかに肩の周辺、または肩甲骨のあたりが熱を持って熱くなっているような感覚があるはずです。この本では、1種目ごとに目安となる回数を示しています。しかし、20回で熱くなる人もいれば、60回こなしてやっと熱くなる人もいます。

目安の回数をこなしてよしとするのではなく、からだが熱くなるまでしっかりストレッチをしてください。繰り返しますが、サーモグラフィをとったら色が赤くなっている、と思えたらOKです。

ただし、ストレッチをしていて痛みが起きるようでしたら、数が多すぎるという注意信号です。痛みが起きない範囲内で取り組むように回数を調整しましょう。

動的ストレッチの頻度は、毎日1回でも2回でもOK。できるだけ毎日続けるのが理想です。時間帯は問いませんが、お風呂上がりのからだが温まったタイミングで取り組むのがよいでしょう。

肩甲骨を安定させる筋トレ

動的ストレッチを1～2カ月継続して、肩甲骨が動くようになったら、第2ステージに突入です。取り組むのは、肩甲骨を安定させるための筋トレです。

第2ステージに移行する目安としては「肩甲骨が自分で十分に動かせるという自信がある」「前より少ない回数の動的ストレッチで、からだが温まるのを実感できるようになった」が判断基準となります。また、肩こりに明らかな改善が見られたときもエクササイズを始めるタイミングといえます。

逆に、1～2カ月続けても肩甲骨がうまく動かないという人は、引き続き第1ステージの動的ストレッチを継続してください。なかには1～2年かけてようやく第1ステージをクリアする人もいます。あきらめずにがんばりましょう。

ここにご紹介するのは、肩こり対策のストレッチとエクササイズです。第2ステージのエクササイズを継続して、肩甲骨が正しい位置に戻ったら、ねこ背の改善効果も期待できます。

肩甲骨の位置がずれているのは、肩こりの人もねこ背の人も同様です。**肩甲骨が内側にある状態でねこ背になるというのは、原理的にあり得ないという理屈を考えると、肩甲骨が正しい位置に戻れば、ねこ背も改善しやすくなる**と考えるのが自然です。

したがって、ねこ背をなおしたいという人もストレッチとエクササイズにチャレンジしてみてください。

では、次ページから具体的な肩こり対策をお教えしましょう。

LIFE STYLE NAVI 1

筋依存型の肩関節こそ、筋肉を動かす。

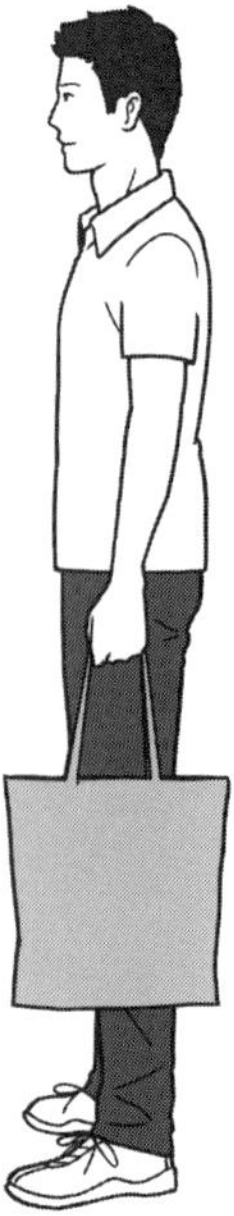

コリトレ①〔第1ステージ〕

肩甲骨を回す①

左右各60回

肩甲骨周辺が熱くなっているのを感じたらうまくいっている証拠。電車に乗っているとき、1駅の区間だけ回し続けるというのもおすすめ。

❶ 500g程度の軽めのバッグを持つ。

バッグが揺れないように回すのがポイント。バッグ以外に、500mlのペットボトルでもいい。男性は1kg程度の重さにしてもOK。

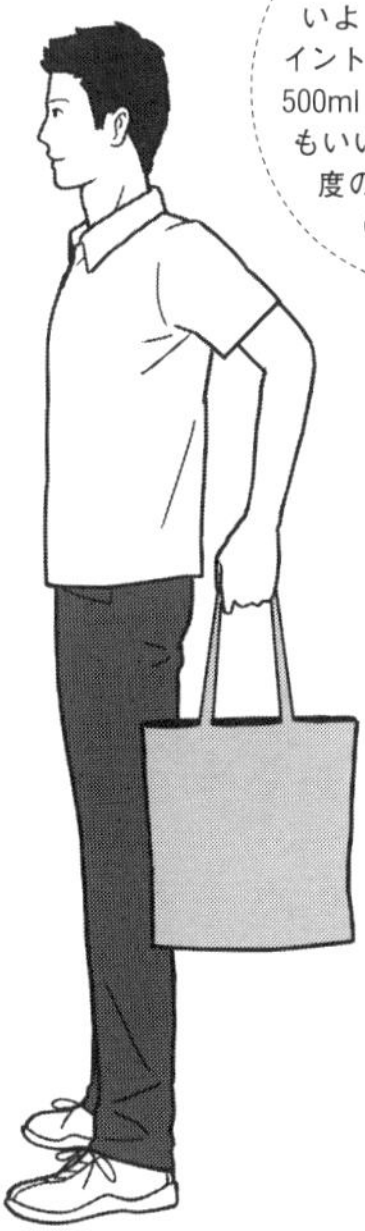

❸ 肩甲骨をグッと内側に引き寄せる意識で後ろに回しながら下げていく。3秒で1回転くらいのスピードが目安。

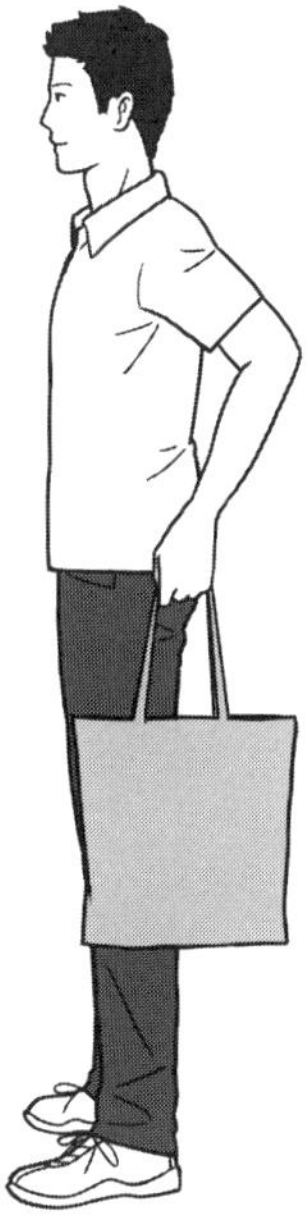

❷ 肩甲骨を動かして、バッグを引き上げる。

コリトレ②〔第1ステージ〕

肩甲骨を回す②

左右各60回

〔肩甲骨を回す①〕と同じ動きを、
今度は四つん這いの姿勢で行う。

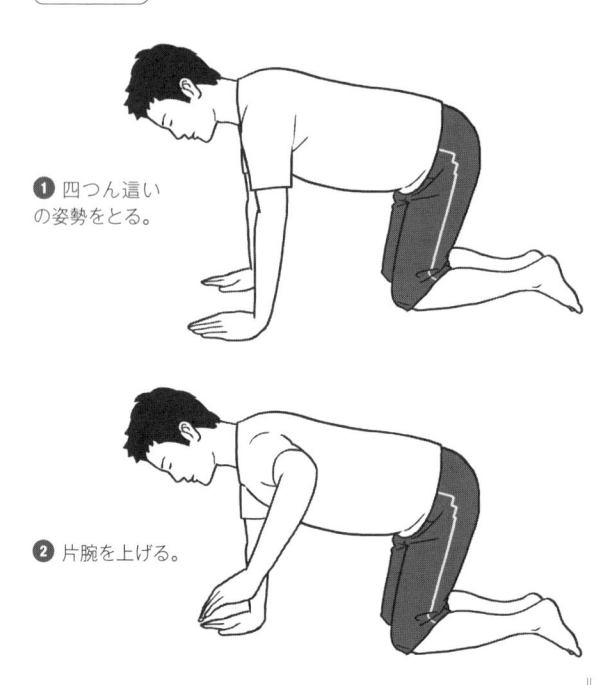

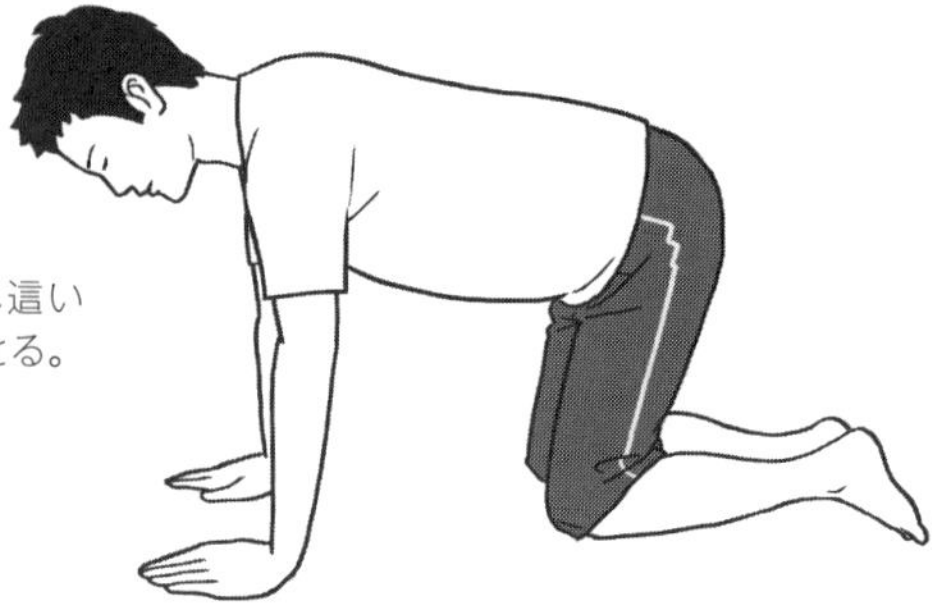

❶ 四つん這いの姿勢をとる。

❷ 片腕を上げる。

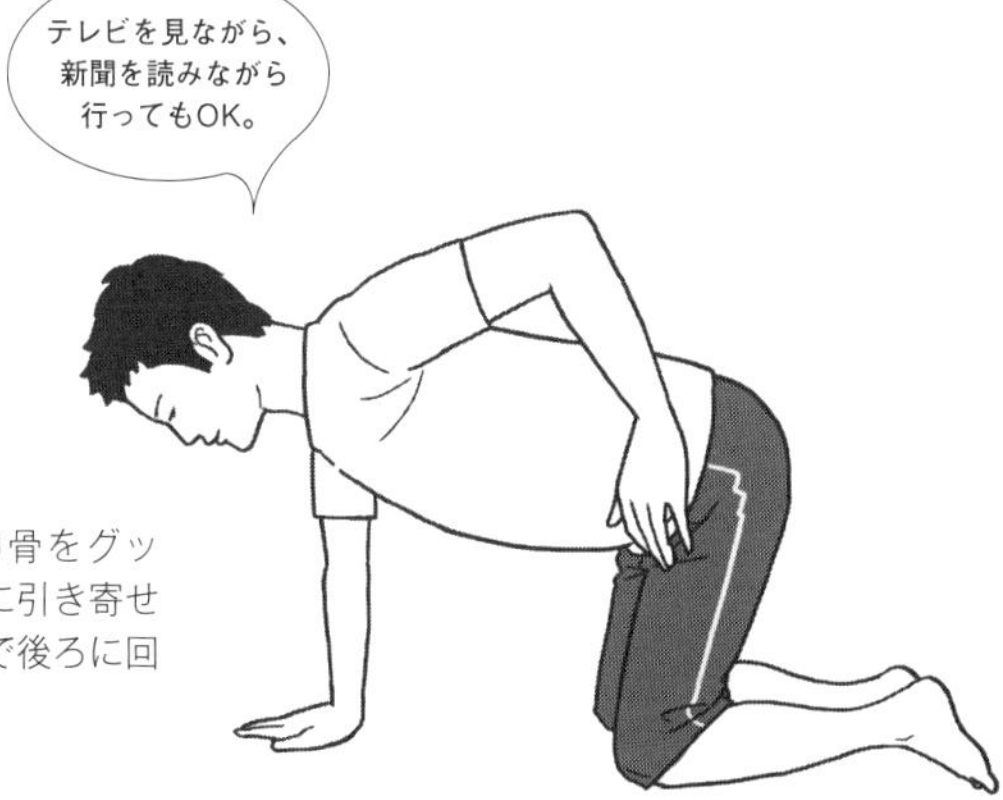
テレビを見ながら、
新聞を読みながら
行ってもOK。

❸ 肩甲骨をグッと内側に引き寄せる意識で後ろに回す。

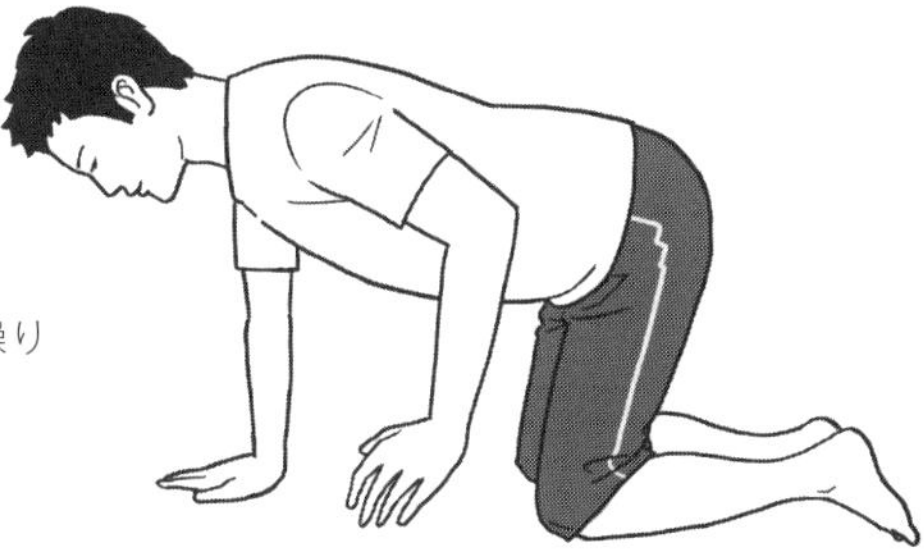

❹ 回転を繰り返す。

コリトレ③〔第1ステージ〕

肩と肩甲骨を回す①

左右各60回

〔肩甲骨を回す①②〕で肩甲骨が動くようになったら、肩もいっしょに動かす。

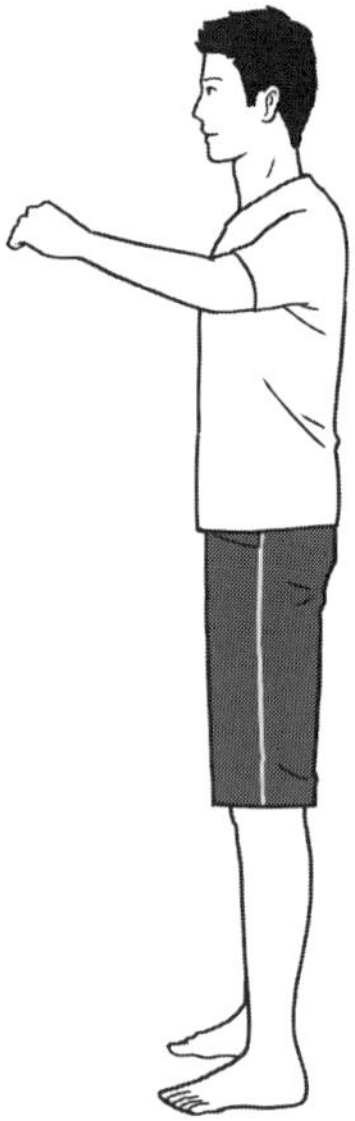

❶ 立った状態から腕を上げる。

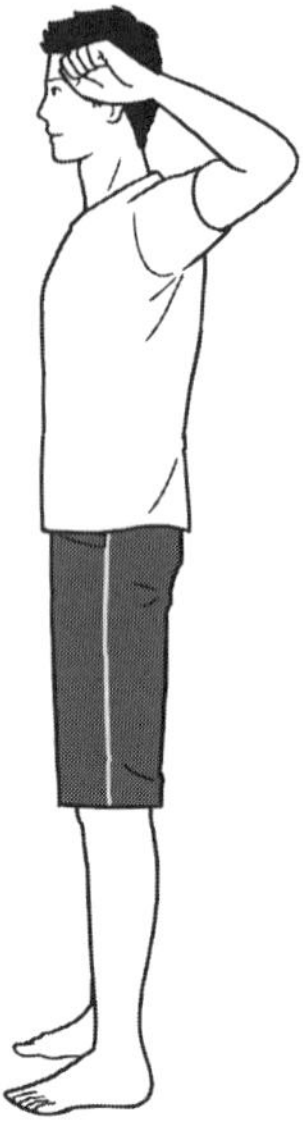

❷ 肩甲骨を寄せていく。

腕が肩よりも上に上がるということは、上腕骨と肩甲骨が連動して動いている証拠。両腕同時に行ってもよいが、同時に動かしにくい場合は、片腕ずつ始めるのがおすすめ。

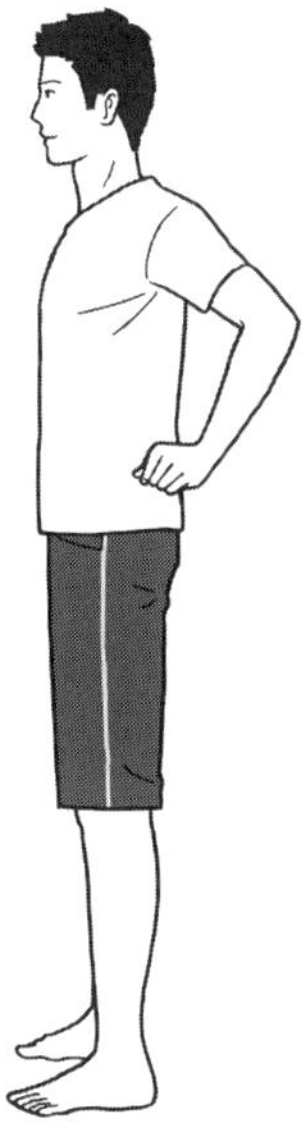

❸ 肩の上まで腕を上げながら腕を後ろに回していく。

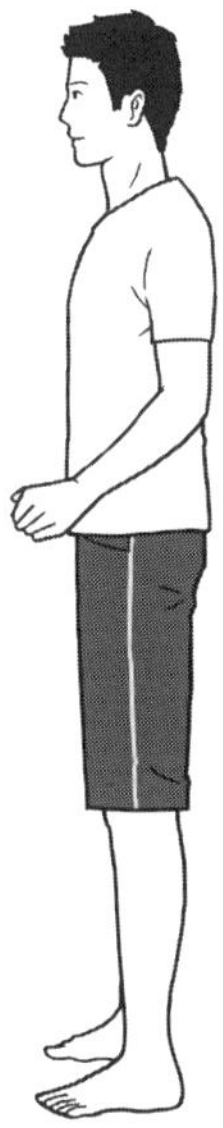

❹ 腕を元の位置に戻し、再び回転させる。

コリトレ④〔第1ステージ〕

肩と肩甲骨を回す②

上回し・下回し各20回

肘が十分に上がらない場合は、前のストレッチに戻ろう。

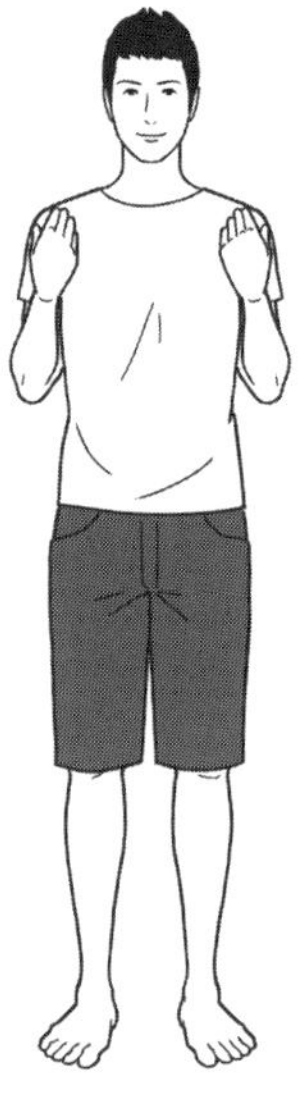

❶ 立った状態から両手を肩にかけるように上げる。肘にライトがついているとすると、真下を照らすようなイメージ。

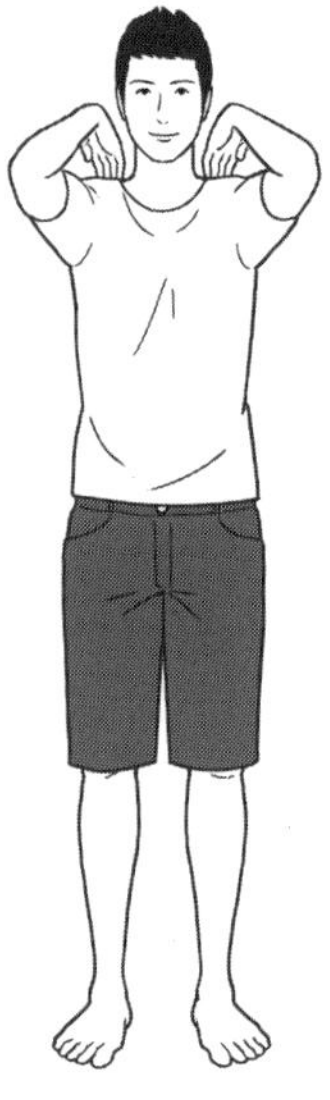

❷ そのまま肘を肩の高さまで上げる。肘のライトは正面を照らしている。

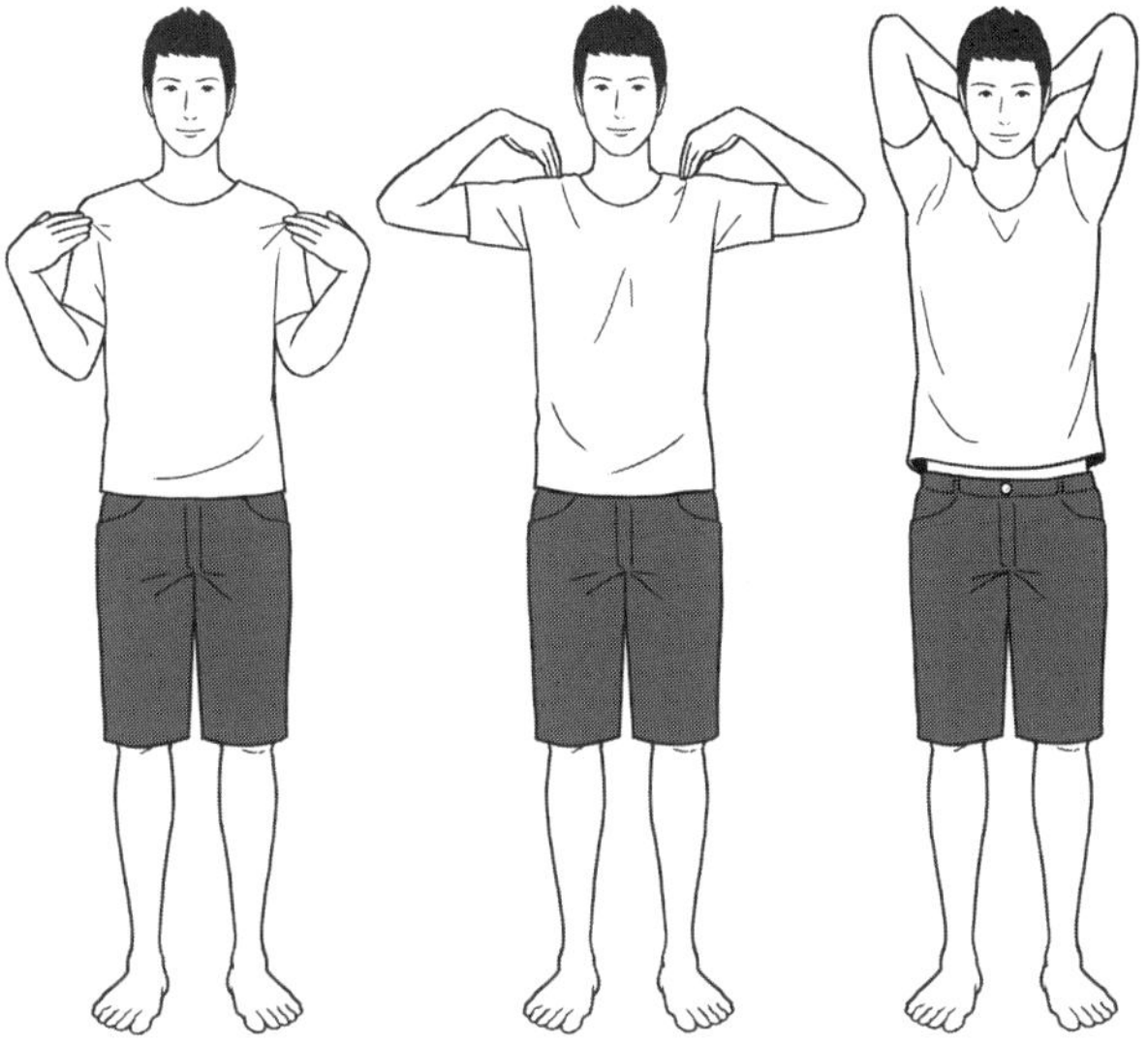

❺ 肘のライトが斜め後ろを照らすように回す。

❹ 肘を横に向ける。ライトは真横を照らしている。

❸ 肘を頭上に上げる。ライトは真上を照らしている。

コリトレ⑤〔第1ステージ〕

腕と肩と肩甲骨を回す

20回

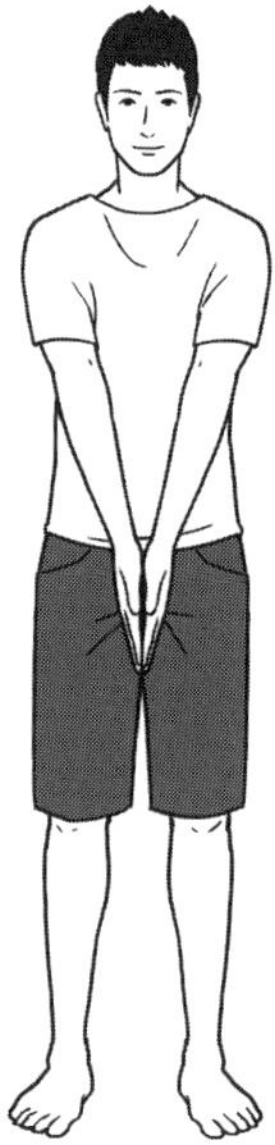

❶ 両手をからだの前で合わせる。

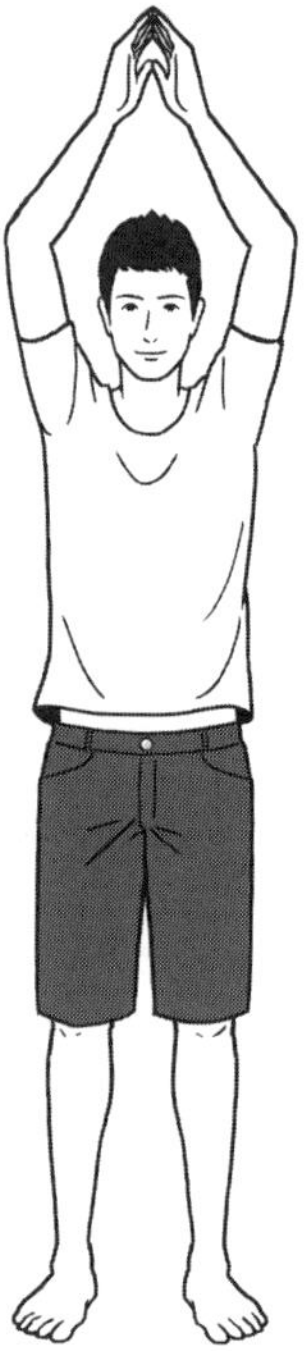

❷ 合わせた手を頭上に上げる。

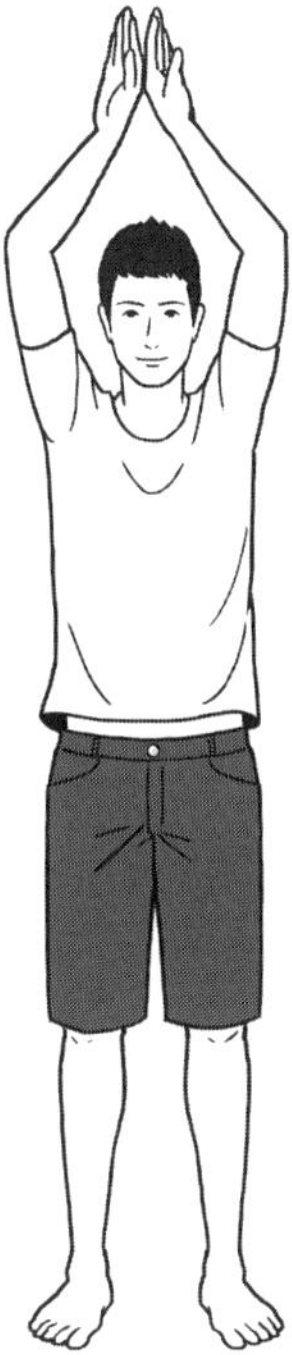

❸ 手首を返す。

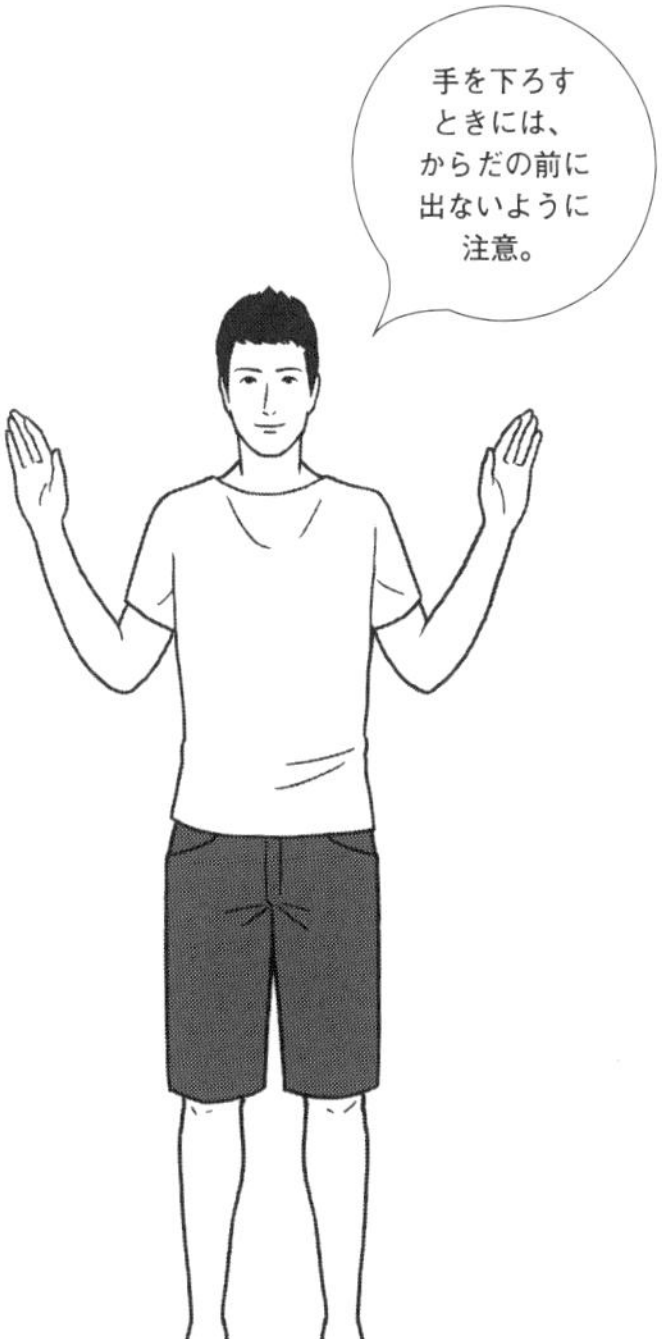
手を下ろす
ときには、
からだの前に
出ないように
注意。

❹ 円を描きながら下ろしていく。

コリトレ⑥〔第2ステージ〕

ワンハンドロウイング

左右各20回 ✕ 2〜3セット

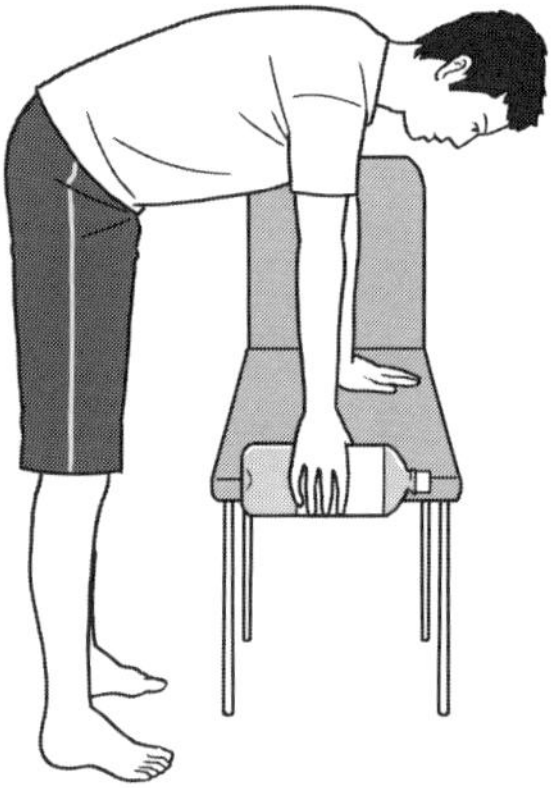

❶ 椅子などに一方の手をつき、もう一方の手に2ℓのペットボトルを持つ。背中のラインと床を平行にするのがポイント。

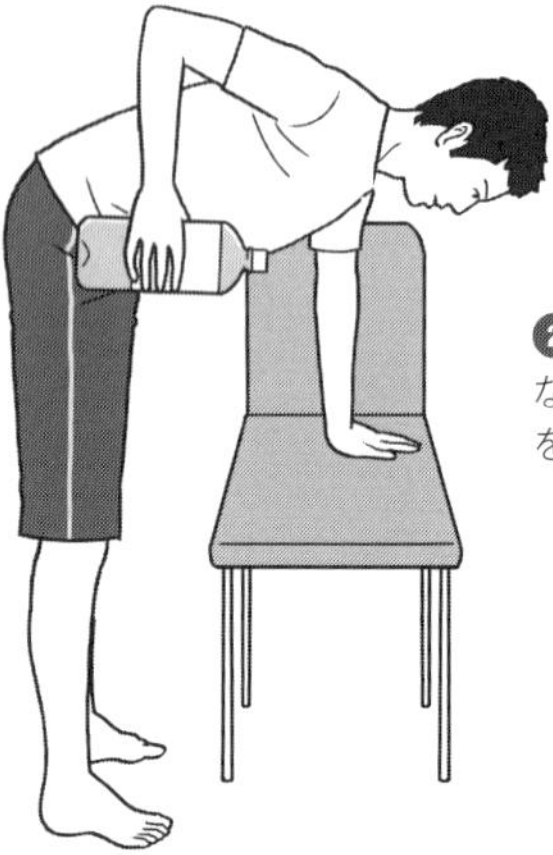

❷ 肩甲骨を引き寄せながら、ペットボトルを引き上げる。

※ペットボトルの水の量で重さを調整しましょう。

POSTURE
LIFE STYLE TO GOOD POSTURE
STIFF SHOULDER
LIFE STYLE TO GOOD STIFF SHOULDER
MEAL
MOTIVATION

コリトレ⑦〔第2ステージ〕

リバースフライ

左右各20回 ✱ 2～3セット

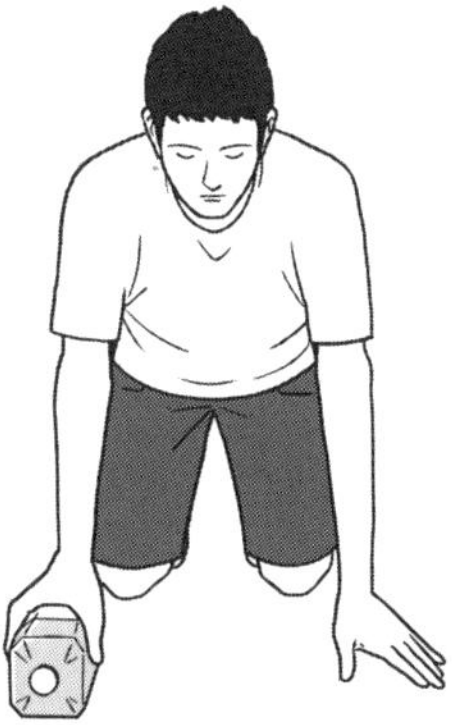

❶ 四つん這いの姿勢をとり、背中は床に対して平行にする。

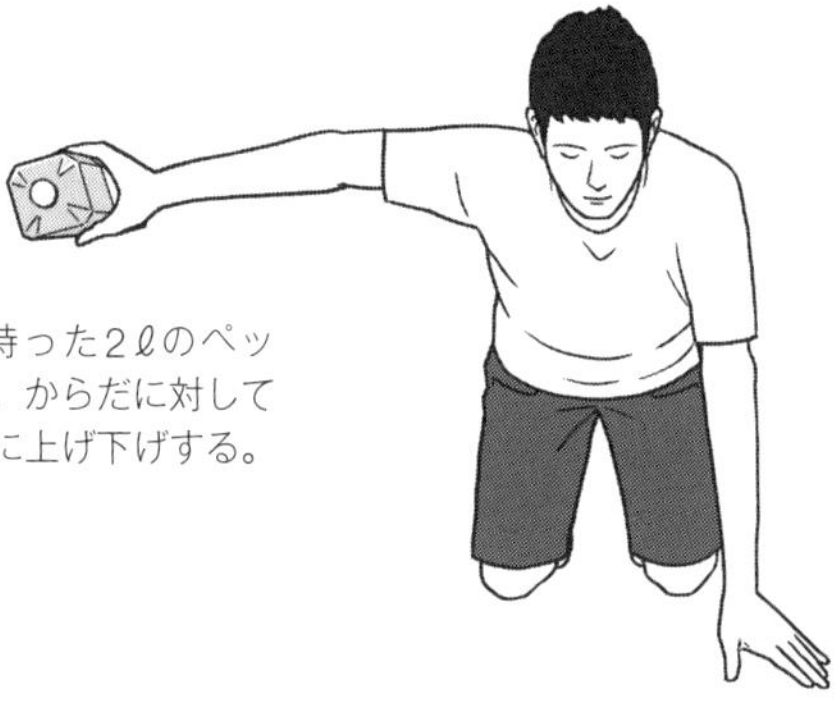

❷ 片手に持った2ℓのペットボトルを、からだに対してまっすぐ横に上げ下げする。

コリトレ⑧〔第2ステージ〕

ロウイング

左右各20回 × 3セット

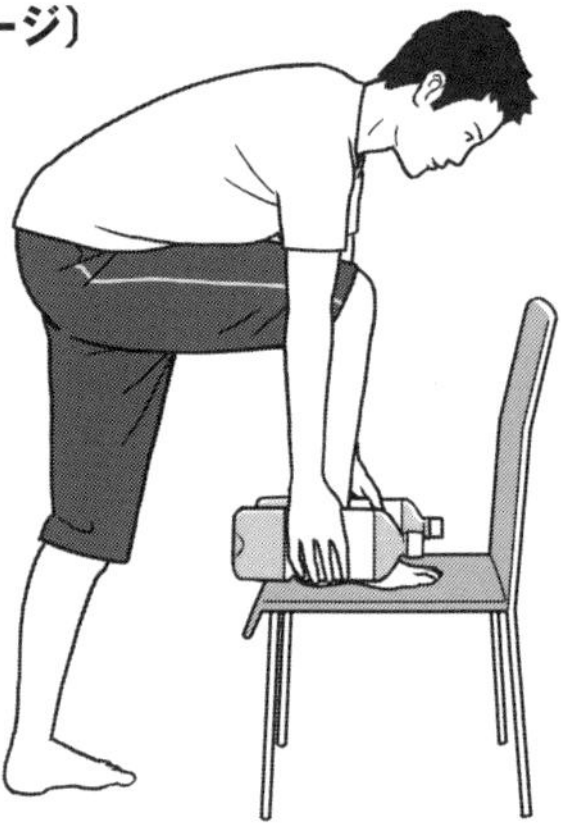

❶ 椅子の上に片脚を乗せて、からだを前に預ける。背中は床と平行にする。

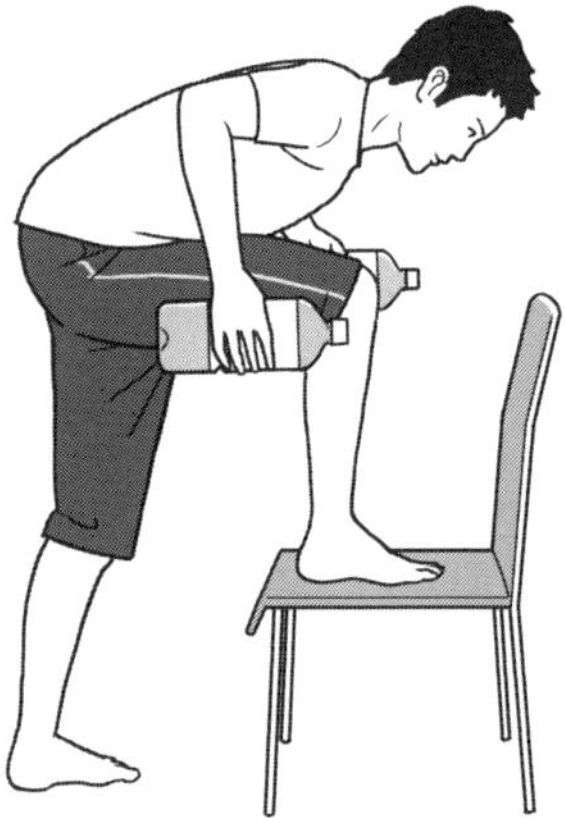

❷ 両手で2ℓのペットボトルを持ち、肩甲骨を寄せながら肘から引き上げる→下げるを繰り返す。

※ペットボトルの水の量で重さを調整しましょう。

コリトレ⑨〔第2ステージ〕

チューブロウイング

20回 × 3セット

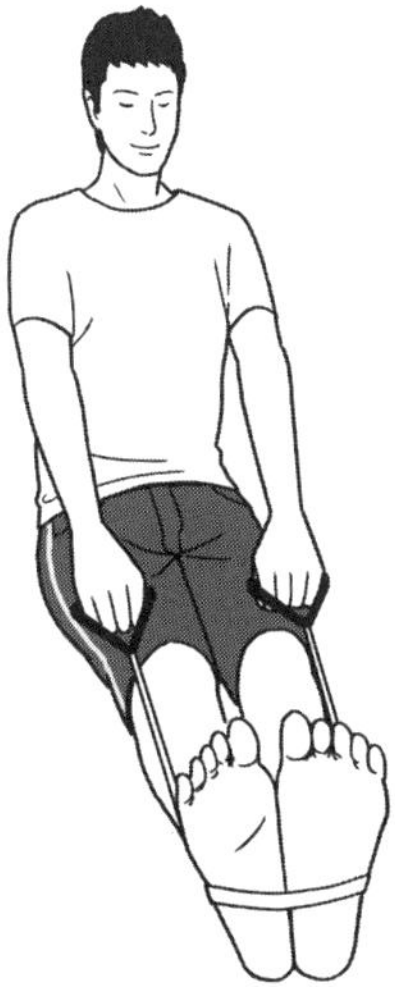

❶ 床に脚を伸ばして座った状態で、エクササイズチューブを足の裏にかける。

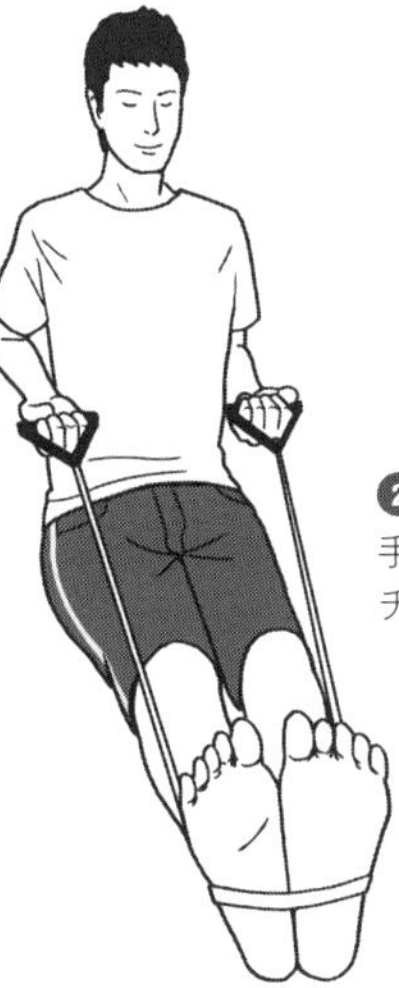

❷ 肩甲骨を寄せながら、手のひらを上に向けてチューブを引っ張る。

※チューブの強度は、チューブの長さ、太さによって調節可能。

COLUMN 4

横向きに寝ると肩こりによい？

　肩こり解消には、仰向けに寝るのがよい。いやいや、うつ伏せ寝のほうがラクだ。私の場合は横向きに寝るのが一番快適……など、寝る姿勢をめぐっても論争（?）が絶えないようです。

　基本的に、寝るとからだがラクになるというのはたしかです。一つには、伸ばされている靭帯が緩められて痛みが解消されるから。もう一つは、椎間板の間の圧が下がるから、です。

　背骨の椎体と椎体の間には、椎間板があります。この椎間板は、日中立った状態が続くと、重力の影響を受けてしだいに潰《つぶ》れてきます。朝起床したばかりのときは、椎間板の間隔は12㎜程度あり、午後には10㎜くらいにまで潰れていくといわれています。この椎間板のクッションが減っていくことが、からだの痛みをもたらす一要因と考えられています。ですから、体を横に倒して寝ると、椎間板のクッションが膨らんでラクになるというしくみです。

　椎間板に関しては、どのような寝方をしてもラクになるというのが真相です。あとは靭帯の伸び方によって、仰向けがよいのかうつ伏せがよいのかといった個人差が生じるのではないでしょうか。

　いずれにしても、ただ寝たからといって肩こりが根本的に改善することはあり得ません。

PART 5

MEAL

「食事」
——筋肉を意識した食事は、からだをラクにする

MEAL !

たんぱく質不足が筋力を低下させる

運動＋たんぱく質がカギ

筋肉量の低下が姿勢の悪化を招き、肩こりの原因にもなるとお伝えしてきました。人は運動不足の生活を続けていると、たとえ30代であっても確実に筋肉量が低下していきます。

最近では、サルコペニアという症状が深刻な健康問題として注目を集めるようになってきました。サルコペニアとは、筋肉（サルコ）が減少（ペニア）していること。サルコペニアには「運動量の減少」「炎症やケガ」「ストレス」などの原因があると認められています。

筋肉量が低下すると、転倒、骨折、寝たきりなどのリスクが大きくなります。サルコペニアにより肥満が進行すると、糖尿病、脳卒中、心疾患などのリスクを抱えることにもなります。

サルコペニアの恐ろしさについてお話ししても、「年をとったら、筋肉量が減ってくるから、しょうがないよね」などと、半ばあきらめムードでとらえている人が少なくないようです。しかし、運動量の減少によっても筋肉量が低下するわけですから、運動量を意識的に増やすことでサルコペニアのリスクを回避できるはずなのです。

筋肉量を増やすには運動をすることが大切。ですが、ここにもう一つ忘れてはいけない「たんぱく質不足」という問題があります。

筋肉や肌や血液などは、たんぱく質からつくられています。**骨格筋のたんぱく質を合成するアミノ酸の摂取能力は、年齢とともに低下していく**ことがわかっています。若者と高齢者を比較した場合、若者は7～10gという少ないアミノ酸でも骨格筋のたんぱく質の合成を刺激することが可能です。

一方で、高齢者は10gのアミノ酸を摂取しても、ほとんど骨格筋のたんぱく質の合成を刺激することはできないといわれています。

つまり、20代までは少ない量のたんぱく質で筋肉を合成することができるのですが、年齢を重ねるにつれて、同じ量のたんぱく質をとっても筋肉がつくられなくなってしまうのです。

アミノ酸スコア100の食品は欠かせない

たんぱく質は、約20種類のアミノ酸から構成されます。そのうち9種類は体内でつくられないため、食品から摂取する必要があります。これらは「必須アミノ酸」と呼ばれます。

必須アミノ酸の中でも、ロイシンという物質があり、これが骨格筋のたんぱく質の合成に対して有力な刺激効果を持つといわれています。高齢者でも、ロイシンをたくさん摂取すれば、たんぱく質を合成し、筋肉量の低下をカバーできるということです。ただし、ロイシンだけ選択的に摂取するのは難しいので、アミノ酸スコア100の食品をとるのが望ましいといえます。アミノ酸スコア100とは、すべてのアミノ酸が均等に100含まれていて、体内への吸収率も高いものをいいます。

アミノ酸利用率の特徴として、ある食品のうち、一つのアミノ酸の要素が100あっても、別のアミノ酸が40しかなければ、40しか吸収できないというものがあります。そのため、アミノ酸スコア100の食品をとれば、ロイシンもたくさん吸収できます。鶏胸肉、鶏ささみ、豚ロースなどの肉類はアミノ酸スコア100の食品ですから、こ

MEAL NAVI 1

動物性たんぱく質は、メタボの敵ではない。

食品のアミノ酸スコア

鶏卵 100	牛乳 100	牛肉 100	鶏肉 100	豚肉 100
アジ 100	イワシ 100	サケ 100	マグロ 100	
精白米 61	パン 44	じゃがいも 73	とうもろこし 31	

＊厚生労働省「食生活改善指導担当者テキスト」より

れらの良質なたんぱく質をきちんととっていれば、筋肉量の減少は確実に抑えられます。

「メタボ」という言葉が広まったころから、動物性たんぱく質はメタボの最大の原因というイメージが定着しています。そのため、肉類を極力排除して、野菜中心の食生活を心がけている人が増えつつあるようです。

しかし、「野菜が健康的」なのではなく、「野菜も健康的だ」が正しい表現です。**野菜中心の食生活にしてしまうと、逆に筋肉量を減らすおそれがあります。**

聖路加国際病院の日野原重明《ひのはらしげあき》先生が「毎日肉を食べる」とおっしゃっているように、健康なからだを維持するには肉を食べて良質なたんぱく質を確保する必要があるのです。

MEAL !

糖質不足は、集中力が続かない

ご飯やパンのとりすぎはやっぱりよくない？

筋肉量を維持するためには、年齢が高い人ほど、摂取するたんぱく質の量を増やしていかなければなりません。とはいえ、闇雲にたんぱく質をとろうとすると一日の総摂取カロリーが増加して、メタボ体型になるおそれが出てきます。

そこで、糖質コントロールという考え方が必要となります。白米はアミノ酸スコア100の食品ではないので、白米の量を減らして、その代わりに牛肉や豚肉、マグロ、サケなどアミノ酸スコア100の食品を多めにとるように心がけます。

「お肉が美味しいからご飯がすすむ」のは大いに共感するところですが、白米の食べすぎには注意しましょう。焼き肉店に行ったときは、お肉はいっぱい食べてもいいけれども、ライスの量は少なめにする、といった配慮を心がけてください。

ただし、極端にご飯やパンをカットするのは問題です。とくに、**白米は脳のエネル**

ギーとなる糖質の供給源です。極度にカットしすぎると、低血糖を起こし、集中力も続かなくなります。当然、筋肉量を維持するどころではなくなってしまうので注意してください。

パン食とご飯食、どちらを選ぶべきか。これに関しては、嗜好にも関わる問題でしょうから、パンが好きな人はパンを食べても問題はないと思います。ただし、パンの選び方には少し注意が必要です。糖質と脂質がいっしょになっているパンは、体脂肪を増やしやすくなります。バターがたっぷり入ったデニッシュ系のパンよりも、プレーンな食パンのほうが望ましいといえるでしょう。

近年、小麦の表皮、胚芽、胚乳をすべて粉にした全粒粉のパンを提供するパン屋さんも増えつつあります。全粒粉のパンは、普通の小麦粉を使用したパンと比較して、食物繊維や鉄分、ビタミンB_1が豊富という特徴があります。気分に応じて試してもよいでしょう。

MEAL NAVI 2

肉、肉、たまにご飯。デニッシュより食パン。

POSTURE

LIFE STYLE TO GOOD POSTURE

STIFF SHOULDER

LIFE STYLE TO GOOD STIFF SHOULDER

MEAL

MOTIVATION

MEAL ?

玄米か白米か？

玄米&肉を食べるのが理想

BCAAとは、Branched Chain Amino Acid（分岐鎖アミノ酸）の略であり、人間の体内では合成されない必須アミノ酸「バリン」「ロイシン」「イソロイシン」の総称です。BCAAを摂取すると、壊れた筋肉を修復したり、新たに形成したりする効果があるとされています。

このBCAAが最も多く含まれている食品が、**赤身の肉、赤身の魚、レバー、牛乳など。ビタミンB群といっしょに摂取することで、非常に効率よく筋肉に吸収されるという特徴があります。**

ビタミンB群が多く含まれる食品には、玄米があげられます。よく「玄米食は健康によい」といわれますが、正確に表現すれば、**「お肉といっしょに玄米を食べるとたんぱく質が吸収しやすくなり、筋肉がつくりやすい」**ということなのです。

玄米に関しては、残留農薬の問題を心配する声がありますが、市場に流通している商品は原則として国による厳しい基準をクリアしているので、あまり神経質になる必要はないと考えます。

ただし、玄米食はうまく消化できずに下痢をしてしまう人もいます。その場合は、無理して玄米をとらなくてもよいでしょう。

また、玄米食に切り替えたら、美味しくないので食が細くなってしまったという声も耳にします。白米があるからこそ、お肉を美味しく食べられるという人もいるはずです。このような人が玄米に固執しすぎると、かえって摂取カロリーが低下してしまうおそれがあります。

ですから、「玄米でなくてはダメだ」などと盲信的に決めつけないでください。白米が向いている人もいれば、玄米が向いている人もいます。自分にとってどちらが合っているかを判断していただければと思います。

MEAL NAVI 3

玄米派なら、肉といっしょに食べて筋肉アップ。

MEAL !

野菜ジュースでビタミン不足は補えない

野菜は3種類を一日1回で十分

ねこ背、肩こりを解消して健康的なからだを維持するためには、さまざまな食品をバランスよく摂取することが大切。しかし、「菜食主義」や「果物主義」の人は、とにかく野菜や果物を食べていれば大丈夫と考えがちです。どんな野菜や果物をどれくらいとればよいのかについては、無頓着であるように思えてなりません。

「野菜」といっても、大きく淡色野菜、緑黄色野菜、芋類に分類できます。

淡色野菜は、レタス、きゅうり、白菜、大根など色の薄い野菜。緑黄色野菜は、にんじんやピーマン、トマト、かぼちゃ、ほうれん草などの色の濃い野菜。芋類にはじゃがいもやさつまいも、山芋などがあります。

淡色野菜、緑黄色野菜、芋類は、それぞれ含まれているビタミン、ミネラルのバランスが異なり、グループごとに一日1回とるだけで必要な栄養素を摂取できます。

たとえば、朝食でキャベツのせん切りを食べて淡色野菜をとったら、昼食では淡色野菜を食べる必要はありません。昼食でトマトを食べたら、夕食ではもう緑黄色野菜をとらなくてもいいのです。必然的に、夕食でとる野菜は芋類だけで栄養バランス的にもまったく問題ありません。

このような大まかな原則を無視して、朝・昼・晩と同じ野菜を大量に摂取するとカロリー超過になるだけですし、たんぱく質不足に陥る心配もあるでしょう。

ビタミン、ミネラルをとる目的であれば、野菜だけでなく海藻類や果物でも十分に代用可能です。淡色野菜、緑黄色野菜、芋類、海藻類、果物の5つを、一日当たり1回だけとるのがいいでしょう。

なお、果物には果糖という糖分が多く含まれています。朝・昼・晩の毎食後に果物を食べると、カロリーオーバーになってしまうので注意しましょう。りんごやなし、グレープフルーツは一日1個程度、オレンジ、みかん、キウイは2個まで、バナナは多くても2本までが適量の目安です。

切りたての野菜でないと意味がない

最近は、野菜や果物を効率よく摂取する手段として、スムージーが流行しています。スムージーとは、凍らせた野菜や果物を皮や種など丸ごとミキサーにかけてつくるシャーベット状の飲み物です。

たしかに、スムージーは緑黄色野菜などを手軽にとれるので、忙しい人にとってはおすすめです。しかし、ここに落とし穴があります。

市販のスムージードリンクや、街中のスタンドで売られているスムージーは、加工されてから時間が経過したものが大半です。**野菜は加工してから時間が経てば経つほど、一部のビタミンが失われてしまうという特性があります。**実際に口にするころには、本来の栄養価がなくなっているおそれがあります。とくにパックに入った商品は、輸送の段階で、時間経過だけでなく熱の影響を受けてビタミンCが破壊されている可能性が疑われます。

パックの野菜ジュースなどは、期待するほどの栄養素はあまり入っていないと考えるべきです。「一日分の野菜がとれる」といったキャッチコピーに惹《ひ》かれて、ランチタイムに熱心に飲んでいる人を見かけますが、それればかりに頼るのはよくないでしょう。

コンビニエンスストアで売られているパックのサラダや、デパ地下で人気の総菜サラダも同様です。加工してから何時間も経過して提供されているものですから、つくりたてのものよりも栄養価が少ないのは容易に想像がつきます。強いて利点を見つければ、排便を促す食物繊維は問題なくとれるかもしれません。

野菜は、「いかに加工しないで食べるか」がポイントです。スムージーや野菜ジュールを飲みたいときは、自宅でカットしたての野菜をミキサーにかけて、作りたてを飲んでください。

野菜を洗ったり、カットしたりするのが面倒なので、パックになっているカット野菜を購入してミキサーにかけている人もいます。スムージー用のパック野菜も販売されており、味のバランスを考えなくてよいので非常に便利。しかし、何度も強調しますが、栄養素を摂取するうえでは期待するほどの効果は得られないでしょう。

MEAL NAVI 4

野菜は、自分でカットするのがおすすめ。

MEAL !

将来の骨量減少に備える

筋肉量低下と同じくらい怖い骨粗しょう症

年をとると筋肉量が低下するだけでなく、骨も弱くなっていきます。主に高齢になって背中や腰が曲がるのは、骨粗しょう症という症状の表れです。骨粗しょう症とは、骨の主成分であるカルシウムなどのミネラルが不足し、スカスカになってもろくなった状態のこと。

ＰＡＲＴ１の冒頭でお話ししたように、背骨は椎体《ついたい》という円柱状の骨が連結してできています。この円柱状の椎体がもろくなって圧迫骨折を起こすと、つぶれて三角形になります。

椎体の一つひとつが三角形になると、背骨のカーブが前屈みのＣ字に変形してしまいます。いわゆるねこ背と同じ姿勢ですが、こうなってしまうとストレッチや筋トレでは、丸まった背中を戻すのは不可能です。

椎体がつぶれると、背骨のカーブはC字状になる

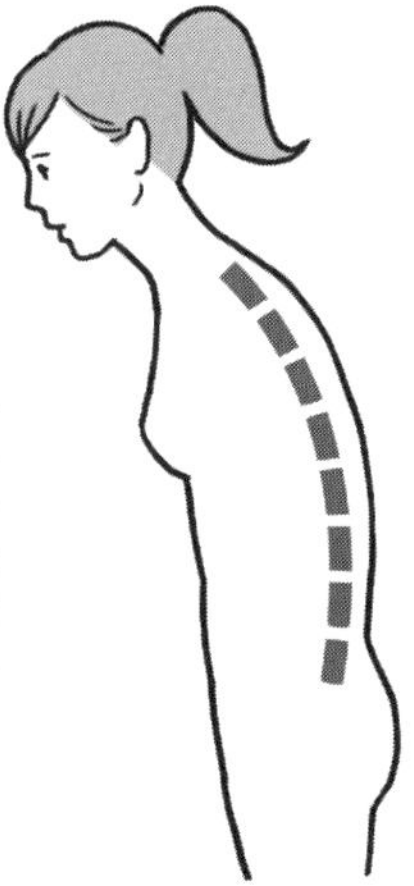

椎体がもろくなって圧迫骨折を起こすと、つぶれて三角形になる。椎体の一つひとつが三角形になると、背骨のカーブが前屈みのC字に変形してしまう。

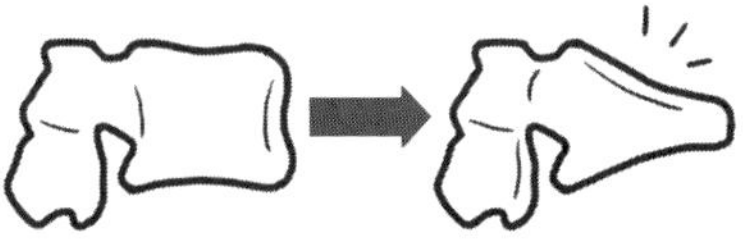

正常な椎体

圧迫骨折で三角形につぶれた椎体

カルシウムを効率よく吸収できるのが牛乳

骨粗しょう症を予防するには、骨をつくるカルシウムを摂取するのが一番。なかでも、最も効率的にカルシウムを吸収できるのが牛乳です。**牛乳はアミノ酸スコア100の食品であり、カルシウムだけでなくビタミンも含まれています。牛乳を毎日しっかり飲み続ければ、骨粗しょう症になるリスクを減らす可能性が高まります。**

カルシウムの宝庫であり、非常に優れた食品であるにもかかわらず、牛乳にはどういうわけか否定的な評価がつきまといます。「牛乳はからだに悪い」と声高に主張する方もいるせいか、「牛乳を飲むのはちょっと心配」という声を耳にするのは事実です。しかし、本当に牛の乳がからだに悪いのであれば、赤ちゃんや子どもは牛乳が飲めないでしょうし、何らかの悪影響が表れるはずでしょう。多くの人が牛乳を飲んで育っているという事実が、何よりの安心材料ではないでしょうか。

日本人には体質的に牛乳が合っていないという意見もあります。これは、「乳糖不耐症」という症状に言及したものです。乳汁に含まれる乳糖という成分が、体内でうまく分解できず、おなかを壊してしまう様子が「牛乳は合わない」という主張の根拠になっているようです。これは、日本人にはアルコールを分解しにくい人が一定数いるというのと同じです。日本人は他国の人と比較して、たまたま乳糖が分解しにくい体質を持つ人の割合が多いという事実を指摘しただけ。牛乳を飲んでもおなかがゴロゴロしない人もいますから、そんな人は積極的に飲んでも大丈夫です。牛乳を飲むとおなかを壊すという人は、乳糖が含まれていないヨーグルトで代用すればよいのです。

さらに、牛乳の魅力を後押しする情報をもう一つご紹介します。２０１２年に発表された、平均寿命の全国トップは長野県。全国一の長寿県である長野県には、牛乳の消費量が日本一というデータもあります。何を隠そう私自身が長野県の出身であり、子どものころから牛乳を飲んで育ってきました。冷蔵庫には牛乳が常備され、飲みきれなかった分は母親がババロアをつくり、おやつによく食べていました。当時、あまりに頻繁に口にしていたせいか、現在ではババロアを見ると食傷気味になってしまいましたが、おかげで身長も伸びましたし、健康的に成長できたと感謝しています。

ピーク・ボーン・マスを高める

骨粗しょう症のリスクは、女性のほうが高いとされています。とくに40歳を超えた女性は女性ホルモンの減少により、骨密度が急激に低下しがちです。閉経期にはさらに骨密度が下がるため、骨粗しょう症になりやすいというしくみです。

そこで重要なのが、ピーク・ボーン・マス（最大骨量）を高めるという発想です。ピーク・ボーン・マスとは、骨量が最大で、骨密度も高く骨が最も丈夫な状態のこと。男女とも約20歳でピーク・ボーン・マスに達し、その後骨量は減少の一途をたどるのです。減少のラインが急降下になるのか、緩やかになるのかは、20歳までの食生活や運動習慣に大きく関わります。**20歳までに強い骨をつくり、ピーク・ボーン・マスのピークが高いほど、将来の骨量の減少による悪影響を最小限に留めることが可能です。**

小さなお子さんがいらっしゃる方は、カルシウムをきちんととらせる食生活を意識してください。残念ながら私たち大人は、ピーク・ボーン・マスを高めることがもうできません。しかし、カルシウムの摂取と運動を怠らずに、今現在の骨量と骨密度の維持に細心の注意を払っていただきたいと思います。

最近は、骨粗しょう症の治療薬が出始めているようです。

おなかが空いたらカルシウム

MEAL NAVI 5

骨量減少を今すぐ止めよう。

ところで、カルシウムの吸収が最もよいのは空腹時といわれています。食事を終えて満腹状態のときよりも、おやつの時間に牛乳や干しエビをとるのが理想です。今思えば、私がおやつにババロアを与えられていたのは、非常に理にかなっていました。

一日に必要なカルシウムの量は800mgとされています。牛乳1杯（約220mg）に、干しエビ（約570mg！）、チーズ（約150mg）などの乳製品、豆腐などの大豆食品を上手に組み合わせるとよいでしょう。カルシウムはとりだめができない栄養素です。「今日はたくさん牛乳を飲んだから、明日はお休み」というわけにはいきません。カロリーオーバーに注意しながら、毎日のカルシウム摂取を意識してください。

牛乳と豆乳のカルシウム含有量を比較すると、100mlあたり牛乳110mgに対して豆乳15mgと、牛乳に圧倒的な軍配が上がります。とはいえ、大豆には女性ホルモンに必要なイソフラボンが摂取できるなどのメリットがあります。「朝はカフェラテ、おやつはソイラテ」などと、上手に選択すればよいのではないでしょうか。

POSTURE
LIFE STYLE TO GOOD POSTURE
STIFF SHOULDER
LIFE STYLE TO GOOD STIFF SHOULDER
MEAL
MOTIVATION

MEAL ?

たんぱく質の一つである酵素をとるのはからだによい？

酵素は体内でつくられるもの

酵素はたんぱく質の一種であり、消化酵素は消化・吸収に、代謝酵素は代謝や免疫力に大きな関わりを持っています。そのため、食品から酵素を摂取すれば健康になれるという説が唱えられるようになりました。

酵素を体外から摂取する酵素ドリンクや、肌の毛穴から取り入れる酵素パックなども続々と商品化され、人気を博しているようです。

また、酵素の効果を訴える人には、ローフードの提唱者が多いようです。ローフードとは、食品をできるだけ生で食べるという食事法のこと。たしかに、生の野菜や果物には酵素がたくさん含まれています。酵素は熱に弱く、48度以上に加熱すると破壊されてしまいます。そのため、生のままで食べたほうがよいという主張には一見、説得力がありそうです。

しかし、実際には、体外から酵素を摂取するという発想はまったくナンセンス。筋肉量のアップや肩こり・ねこ背の解消にもなんら効果がないと断言できます。

酵素は、必要なときに必要な量が、体内で合成されるものです。そもそも食物に含まれる酵素と、人の体内に含まれる酵素はまるで別物。種類が異なる酵素を体内に取り入れても、酵素としては働かないのです。

万が一同じ酵素を摂取したとしても、体内に取り込まれた段階でアミノ酸に分解されてしまいますから、吸収されません。

逆に、**酵素のままで吸収されたならば、アレルギー反応が起き、もはや健康どころではなくなってしまうでしょう。**

生で野菜や果物を食べる行為は、ビタミンやミネラル、ファイトケミカル（抗がん作用・抗酸化作用）をとるという意味では合理的です。けれども、酵素をとるという観点からいえばおよそ見当違いであることを認識していただきたいと思います。

MEAL NAVI 6

フレッシュサラダの栄養は、ビタミン、ミネラル、ファイトケミカル。

MEAL ?

ショウガを食べると、からだが温まり肩こりも解消する？

「バッカリ食べ」は本末転倒

ショウガを食べるとからだが温まり、血行もよくなるという説が一般に流布しています。血行がよくなると、肩こりの解消も期待されます。コンビニやスーパーで多種類のショウガ入りドリンクやスープなどが流通しているところからも、ショウガは健康食品として不動の地位を築いているように思えます。

ショウガに血管を拡張させ、血液循環を促す効果があるのは事実。ですが、あくまでも効果は限定的なものと言わざるを得ません。

それよりも栄養バランスのよい食事をとり、筋トレや運動を行うほうが、はるかに優先順位が高いでしょう。

まずは食事をしっかりとること。たんぱく質や炭水化物不足の食生活を送りながら、ショウガだけを積極的に食べるのは本末転倒です。このような人は、**きちんとした食**

事をして体内にエネルギーを生み出し、からだの隅々まで血液を行き渡らせるのが先決です。

筋トレによって筋肉量が増えると、毛細血管も増えますから血液循環もよくなる効果があります。運動習慣をつけたら、冷え性が解消して手足がポカポカするようになったという人はたくさんいます。

ちなみに、ショウガには抗がん作用を裏づける報告があります。アメリカの国立癌研究所が1990年に発表した「デザイナーフーズ・ピラミッド」によると、何らかのエビデンスによって抗がん作用が非常に強いと認められた食品のトップに、ショウガが位置づけられています。他にニンニク、キャベツ、大豆、にんじん、セロリなども、最も重要度が高い食品とされています。

肩こりには直接関係ないものの、健康的な食品には間違いありませんので、好みで摂取する分にはよいでしょう。

MEAL NAVI 7

いい食事をすると、からだの隅々まで血液が行き渡る。

MEAL !

卵は一日2個食べても大丈夫

卵を食べすぎると本当はよくない!?

筋肉量を増やすために健康的な食生活を送るうえで、卵は問題のある食品といえるのでしょうか？　もちろん、アレルギーがあって卵が食べられないという人は別ですが、結論からいえば成人が一日2個程度卵を食べてもまったく問題なし、です。

かつては卵の食べすぎはよくないという考えが主流であり、「卵は一日1個以内に留めるべき」とかたくなに信じている人が少なくないようです。

卵1個には200mg程度のコレステロールが含まれています。とくに卵黄はコレステロール値が高いとされており、卵敬遠論の根拠もそこにあります。しかし、卵にはコレステロール値の上昇を抑制するレシチンという物質が含まれています。そのため、血液中のコレステロール値にはほとんど影響がないと考えてよいでしょう。

卵は、完全食品といわれるアミノ酸スコア100の食品です。ビタミンC以外の栄養素が完璧に含まれているため、食欲がないときはオレンジ（ビタミンC）と卵を食べれば十分な栄養素がとれるくらいのバランス食品といえるのです。

○○だけを食べて、いいことはない

最後に、このPARTのおさらいをしましょう。「〜だけ」食べれば健康になれる、ダイエットできるというブームにはくれぐれも注意してください。どんな食品でも、それだけ食べていればいいということはあり得ません。

また、**健康によい食品だからといって食べすぎるとカロリーオーバーになるだけでなく、健康に支障をきたすおそれがあります。**

バランスのよい食事を心がけていれば、サプリメントやプロテインから栄養素を摂取する必要もなくなるでしょう。なかには、ほとんど栄養素のないサプリメントも流通していますから、無警戒に飛びつかないようにしていただきたいものです。

MEAL NAVI 8

偏らず、「バランスよく」に立ち返る。

COLUMN 5

アスリートもサボることがある!?

オリンピックをめざすようなトップアスリートであっても、予定した練習をすべて完璧にこなすわけではありません。ときには自主的に休みをとることだってあります。

休む行為に罪悪感を感じ、からだにムチ打って無理に練習している人がトップになれるかというと、そう単純でないのが競技の世界です。あまりに疲れているときには、休んだほうがパフォーマンスは上がりますし、集中力が欠けた状態での練習には危険も伴います。無理をしてケガを負ったら元も子もありません。休むこととサボることを冷静に区別し、ときには勇気をもって休んでいる人のほうが、アスリートとして成長が早いというのが私の実感です。

ちなみに、私自身はトップアスリートには決してなれないタイプ。「勇気をもって休む」という判断ができないからです。仕事も運動も、休むのが怖くてついつい徹底的にやってしまうのです。幸いにも自身がトレーナーですから、「これ以上やったらケガをする」というのはわかるので、ランニングでも大きなケガをせずに済んでいるのですが……。

皆さんも「今日はどうしても運動したくない」というときには、単なるサボりなのか、からだが発する休養命令なのかを見極めるように心がけてください。

PART 6

MOTIVATION

「ねこ背トレ＆コリトレ」
―― 気持ちが上がる続け方

MOTIVATION

価値や重要度が反映された気持ちが大切

肯定的な態度がカギ

ここまで、ねこ背・肩こりになるメカニズムと、それらを解消するためのストレッチ、筋トレをご紹介してきました。ねこ背・肩こり対策は、継続してはじめて成果を得ることができます。本PARTでは、ねこ背・肩こり対策を続けるためのモチベーションについて考えていきましょう。

トレーニングを実行している人は、どのような「認知」をしているのか。心理学では、人が行動の動機づけを決定するうえで、重要な要素は「行動に対する態度」であるとしています。そして「態度」とは、その人が行動に対して与える価値や重要度が反映された信念であるとしています。

少し難しくなりましたが、要約すると「人が価値や重要度が反映された信念を持てば、トレーニングなどの行動を起こすことができる」ということです。逆に言えば、トレーニングに取り組んでも継続ができないということは、「価値や重要度が反映された信念がない」という事実を表しているわけですね。

では、「価値や重要度が反映された信念」とは、具体的に何を指しているのでしょうか。

価値や重要度が反映された信念は、トレーニングなどに対する肯定的な態度であるといえます。トレーニングに対して肯定的な態度を持てば、定期的にトレーニングをしたいという気持ちになり、実際に行動する可能性が高まります。

以上を簡単にまとめると、**「肯定的な態度を持てばトレーニングが長続きする」**ということです。

ところで、ひと言で「肯定的な態度」といっても、その内容は以下の２つに分けられるとされています。

①評価態度
②感情態度

①評価態度とは、トレーニングを、有益な役に立つものであると考える価値観を意味しています。

たとえば、スクワットをする、ストレッチをする、腕立て伏せをするといった運動の意味や価値、需要度が理解できると、人は行動することができ、継続にもつながるというわけです。

本書では、トレーニングの価値や重要度をお伝えしてきました。読んでストレッチやトレーニングがねこ背・肩こり解消に大きな意味を持っていると理解すれば、誰もが実行に移すことができるはずです。

しかし、読んだ直後はテンションも上がり、「自分もやってみよう！」と意気込んでも、トレーニングが続く人と続かない人に分かれてしまうのが現実です。いったい、どうしてなのでしょうか。

この疑問を解くカギが、②感情態度にあります。感情態度とは、その人がその運動に対して実際にどう感じているのかということ。具体的には、楽しいと感じているのか、つらいと感じているのか、嫌だと感じているのか、あるいはおもしろいと感じているのかという感情の有り様を指しています。

たとえば、「トレーニングやストレッチが自分にとって重要だとわかった。けれども、きついから嫌だ」となると、行動は継続されません。評価態度が肯定的であっても、感情態度が否定的になっているからです。

評価態度と感情態度の2つが肯定的になってはじめて、行動が継続します。「トレーニングやストレッチの重要度もわかった。実際にやってみると、楽しいし気持ちいい」となるから、続けられるというわけです。

繰り返しますが、本書の役割は評価態度を肯定的にすることです。感情態度を肯定的にできるかどうかは、あなたしだい。この本で紹介したトレーニングを実際にやってみて、「おもしろくない、面倒だ、嫌だ」と思うようなら、自分には合っていない方法ということです。

ここで紹介した以外にも、運動の方法はたくさんあります。黙々とストレッチを行うのが苦手という人は、好きだと思えるスポーツにチャレンジしてみるとよいかもしれません。とにかく、やってみて楽しい、おもしろいと思える運動が見つかれば、しめたものです。

MOTIVATION NAVI 1

おもしろかったり、面倒に思わなかったら続けられる。

MOTIVATION !

サボりは、単なる一休み

三日坊主でも問題なし

トレーニングを続けるために、評価態度と感情態度が同時に肯定的になる必要があるというのは前述したとおり。ですが、トレーニングの価値を認めて楽しみつつ取り組んだとしても、ときにはトレーニングをサボったり、三日坊主で終わってしまったりすることもあるでしょう。

でも、安心してください。続かなくても全然問題なし、です。そもそも、一度決めたことをサボらずに継続できる人など、世の中にほとんど存在しません。「子どもが急に熱を出した」「仕事が忙しくて残業が続いた」「長期の出張が入って環境が変わった」――普通に生活していても、運動をサボる言い訳はいくらでも生まれてくるものです。途中で飽きたり、運動不足の生活に逆戻りしたりするのは、人間としてごく当たり前の反応なのです。

サボっても中断しても、もう一度やり直せばいいだけです。三日坊主でも、何度も繰り返せば断続的な運動習慣になり得ます。

最もよくないのは、サボってしまった事実を自分の失敗体験としてネガティブに受け止めることです。失敗として認識すると、つらいという感情が生まれて、やり直す気力が失われてしまうからです。

サボりは、失敗体験ではなくて単なる一休み。そのくらい開き直って、何度でも三日坊主を繰り返してください。

目標は2種類つくる

ここで、三日坊主を上手にクリアするヒントをお伝えしたいと思います。

トレーニングやスポーツをするとき、手帳や日記に記録をつける人が多いのではないでしょうか。「今日は7km走った」「○駅から△駅までウォーキングした」「筋トレを5種目やった」などと記録するのはよいことです。ただ、ちょっとだけやり方を変えるともっとよくなる可能性があります。

その方法とは、「前もっていつ運動するのか、スケジュールを立てておく」というものです。おそらく皆さんの多くは、1カ月先くらいまでの予定をおおよそ把握しているると思います。

「○日に食事会の予定がある」
「○日は会議のため、朝早く出勤しなければならない」
「○日にはセミナーに参加する予定だ」

こうした予定を除外すると、運動しやすい日や時間帯の見当がつくはずです。そうしたら、トレーニングに取り組む日時を決めて「○km走る」「△種目のトレーニングをする」などと、手帳などに記入しておくのです。あとは予定の日時が来たら、淡々と実行に移すだけ。実際に運動をしたら、その記録も書き留めて、達成の度合いを確認していきましょう。

とくに気をつけたいのが、予定したメニューをこなせなかったときです。○月○日に5km歩こうと予定していたのに、実際には雨が降ってきて2kmしか歩けなかった。こうなると、人はできなかった事実を失敗体験として認識してしまいます。

物事を継続するには、成功体験を積むのが不可欠です。失敗体験が重なると、「自分にもできる」という自信が失われていき、挫折《ざせつ》コースまっしぐらになります。

ここで発想を転換しましょう。一つの目標しかないと「できた」か「できない」か、つまり1か0かの二択になってしまいます。でも、冷静に考えれば、0と1の間には、0・3も0・5もあります。

そこで、2種類以上の目標を設定するのです。ランニングであれば、「8km走る」と「4km走る」という具合に、理想と現実を踏まえた2段階の目標を立てておきます。これなら、仮に4kmしか走れなくても0・5の目標は達成したことになるので、失敗体験にはならずに済みます。

手帳などにスケジュールを書き込むときは、必ず2種類以上の目標を書き込むようにしましょう。

「今日は絶対に高いほうの目標を達成しよう」
「今日は0・5でもよしとしよう」
などと目標を管理していくと、比較的継続しやすくなるに違いありません。

MOTIVATION NAVI 2

休んだら、また始めればOK。

POSTURE
LIFE STYLE TO GOOD POSTURE
STIFF SHOULDER
LIFE STYLE TO GOOD STIFF SHOULDER
MEAL
MOTIVATION

MOTIVATION

効果が出るまでには個人差がある

運動に取り組む頻度や時間はどれくらいが理想?

一般的によくいわれているように、運動による身体的な変化は約2~3カ月経過したころから徐々に表れます。

なかには、1週間や1カ月の時点で変化を実感できる人もいるかもしれませんが、ほとんどの場合、1カ月程度で変化を期待するのは難しいのが現実です。

変化のスピードには、大きな個人差があることを理解してください。「友人のAさんは『この本のトレーニングを1カ月やったら肩こりが解消した』と言っていたのに、私はどうしてラクにならないんだろう」といった感想を持つ人がいるのは、個人差があるからです。

私自身、ランニングを始めたころは、毎月100km走を半年継続したにもかかわらず、体重も体脂肪もまるで変化がありませんでした。おそらく、かつて太っていたため、もともとの脂肪細胞の数が多く、変化が表れにくいという体質が影響していたのでしょう。

当時は、「半年もやって何の変化もないのか」とさすがに心が折れそうになったのですが、それでも我慢してランニングを続けたところ、体脂肪率が着実に減っていったのです。

私が現場で指導をしていると、「この人は比較的変化が早く表れるだろうな」と思う人はたしかに存在します。

たとえば、筋肉量のつきやすさでいうと、圧倒的に男性に分があるといえます。男性の中でもとくに筋肉がつきやすい人は、脳が合成する男性ホルモンが非常に多い傾向があります。女性でも、男性ホルモンが多めの人は、同じメニューをこなしても筋肉がつくスピードが上がります。

運動の効果には個人差がつきもの。そう割り切って、気長に取り組みましょう。「1カ月やったのに全然効果が出ないじゃないか」などと短気を起こさず、トレーニングやストレッチは最低でも2～3カ月以上継続してください。

生活習慣にストレッチや筋トレを組み込んでしまう

運動をする時間については、とくに制限はありません。本書に紹介した回数を目安に、自分でできる範囲から取り組んでみてください。

一番のポイントは、**毎日の生活の中で習慣化**することです。

誰しも、朝起きて歯を磨いて、顔を洗い、ごはんを食べて、着替えて、髪をセットして……といったように、習慣づけている順番や行為がいくつかあるはずです。そういった生活習慣に運動を組み込んでしまうのがベストです。

たとえば、「帰宅したらまずシャワーを浴びてパジャマに着替えてから夕食をとる」というルーティンを守っている人は、シャワーの後にストレッチの習慣を組み込んでしまうのです。

首尾よく生活習慣に組み入れて毎日続けていると、いつの間にか「それをやらないと気持ちが悪い」と思うようになります。運動をしないと、歯磨きをしなかったときのような違和感がある――こんな感覚が生まれたら本物です。

この本では、毎日やっても支障がないトレーニングやストレッチだけをご紹介しました。ぜひ、毎日の生活の中で習慣化にチャレンジしてみましょう。

音楽を聴くとテンションが上がるという人は、音楽を聴きながらからだを動かすのもよいでしょう。子どもといっしょにやったほうが続きやすいという人は、ぜひお子さんとチャレンジしてください。フィットネスクラブに行くとスイッチが入るという人もいるでしょう。

習慣化のスイッチは、人それぞれです。三日坊主を繰り返しても試行錯誤を続けていれば、自分にとってベストのやり方がきっと見つかります。

習慣化がうまくいかないという人は、先述したように「スケジュールを予定する」方法でアプローチしてみましょう。

習慣化でうまくいく人もいれば、運動をしない日があると気分がラクなので手帳で管理したほうがやる気が出る人もいます。ご自身の個性に合わせて、やりやすい方法を選んでいただけたらと思います。

MOTIVATION NAVI 3

「続く」スイッチを探してみる。

POSTURE
LIFE STYLE TO GOOD POSTURE
STIFF SHOULDER
LIFE STYLE TO GOOD STIFF SHOULDER
MEAL
MOTIVATION

EPILOGUE

本来の〝立ち姿〟に戻る

◇体の不調は、左右数㎝の歪みのせいではない

「姿勢」「正しい姿勢」「悪い姿勢」

私は、数年前からこれらの言葉に違和感を持ち始めていました。

「何をもって正しい姿勢なのか？」

「何をもって悪い姿勢なのか？」

「この人は悪い姿勢だと思うが、何も症状を訴えないのはなぜ？」

「この人はこんなにきれいな立ち姿なのになぜ肩こりを訴えているのだろう？」

そんな疑問を、指導現場において毎日感じていました。

きれいな姿勢を求める社会になると、きれいな姿勢をつくる専門家が増えてきます。どうやってきれいな姿勢をつくるのかというと、マス目が書かれている掛け軸型の原稿用紙のようなものの前に立たせ、その前からデジカメで写真をとり、肩の高さのバランスや、骨盤がどれだけ傾いているかなどを評価し、数cmずれていることがいけないこととして説明する。そして、それを修正していくようにエクササイズプランを立てる。

実は、私もそのように指導していた過去があるトレーナーの一人です。ですが、それは無意味な行為であることは、ここまで読み進めてくださった方は、もうご理解いただけたと思います。

あなたが今訴えているからだの不調は、その何cmの左右のズレが原因ではなく、全身の筋肉量の低下、活動量の低下による血行不良などが大きな要因である可能性のほうが高いのです。

これがすべての方に当てはまるとは思いませんが、筋肉量が増え、好きなスポーツに出会い、日々活動的になっていけば、今のその症状が軽減していく場合が多いのです。私が、現場で多くのクライアントから教えてもらったことです。

私は、フィジカルトレーナーという職業が天職だと思っています。現場で、実際に一対一でトレーニング指導をしたり、食事などのアドバイスをすることの仕事に、やりがいと生きがいを感じています。

自分が勉強したことを、実際に伝える相手がいる。そして、伝えたときの相手の驚いた表情や、結果が出て喜んでいる表情が見られる。それを仕事にできている。こんな幸せなことはありません。また、冒頭で述べたように、クライアントから逆に教わることも多々あります。トレーナーは、最高の職業だと思っています。

本書では、私がお伝えしたかった多くのことを執筆できて、とても満足しています。一方で、あなたがこの本を読み終えたとき、どのように感じ、どのような表情で読んでくださったのかがわからないので、わずかに残念さを感じます。

私は、全国各地で講演もしています。講演会ですと、皆さんの顔や表情を直に見ることができるので、どのような気持ちで聞いていただいているかがわかります。いつか皆さんとどこかでお会いできる日を、心から楽しみにしています。


一つの分野の専門家として、社会に対し情報を発信できる立場になり、その重みや影響力を強く感じる今日この頃、本書の執筆に際しても自分なりに強い責任感を持って取り組んできたつもりです。

そして今、エピローグを書くにあたり、今一度読み直してみましたが、手前味噌ながら、本書はとてもよくまとまっていると、改めて自負しています（笑）。

これも、たくさんの方の協力があってのことです。

まず、膨大な資料と情報、原稿をまとめてくださったライターの渡辺稔大さん。私のわがままと強いこだわりに嫌気がさしているでしょうに（笑）、長年お付き合いいただいている大和書房の松岡左知子さん。そして、いつも原稿に厳しい指摘とアドバイスをしてくれる弊社取締役の広津千里。隙間のない私のスケジュールをコントロールし、この本を執筆する時間のやりくりをしてくれるマネージャーの森本浩之。また、いつも文句一つ言わずに雑用を引き受けてくれる新人トレーナーの関守。など、たくさんの方の協力のもと、この本ができあがりました。

いつも本当に有難う。感謝しています。

２０１４年春　中野ジェームズ修一

本作品は当文庫のための書き下ろしです。

中野ジェームズ修一
（なかの・じぇーむず・しゅういち）

フィジカルトレーナー・フィットネスモチベーター。米国スポーツ医学会認定ヘルスフィットネススペシャリスト。
1971年生まれ。メンタルとフィジカルの両面の指導ができる、日本では数少ないスポーツトレーナー。トップアスリートや一般の個人契約者に対して、やる気を高めながら肉体改造を行うパーソナルトレーナーとして数多くのクライアントを持つ。11年半ぶりに復帰したクルム伊達公子選手の全日本選手権タイトル獲得までの身体蘇生を担当したことでも有名。現在は、ロンドン五輪銀メダリスト、福原愛選手のパーソナルトレーナーとしても活躍。全国各地で講演活動も精力的に行っている。
主な著書・監修書『下半身に筋肉をつけると「太らない」「疲れない」』『疲れない体になる大人の「バランスボールミニ」』（大和書房）、『きょうのストレッチ』（ポプラ社）、他多数。

http://www.sport-motivation.com/
有限会社スポーツモチベーション
東京都渋谷区神宮前2-30-9-101

だいわ文庫

上半身《じょうはんしん》に筋肉《きんにく》をつけると「肩《かた》がこらない」「ねこ背《ぜ》にならない」

著者 中野《なかの》ジェームズ修一《しゅういち》

二〇一四年四月一五日第一刷発行

発行者 佐藤 靖
発行所 大和《だいわ》書房
東京都文京区関口一-三三-四 〒一一二-〇〇一四
電話 〇三-三二〇三-四五一一
装幀者 鈴木成一デザイン室
本文デザイン 庄子佳奈
イラスト 栗生ゑいこ
校正 別府由紀子
本文印刷 厚徳社 カバー印刷 山一印刷
製本 ナショナル製本
ISBN978-4-479-30477-7
乱丁本・落丁本はお取り替えいたします。
http://www.daiwashobo.co.jp

だいわ文庫の好評既刊

*デイビッド・セイン
ホントにわかって使ってる?!
日本人のテキトーな英語
「アバウト」「デフォルト」「エグザイル」……。いつも見慣れているけど、じつは日本人が奇妙な使い方をしている英語の数々！
648円
232-1 E

*対馬ルリ子 監修
増田美加
お肌もからだも心も整えてくれる
女性ホルモンパワー
やせにくくなった、肌の色つやがよくない、疲れがとれない……女性ホルモンとうまくつきあえば、体の不調が治ります！
619円
233-1 A

*鈴木伸子
東京「昭和地図」散歩
「三丁目の夕日」の時代、東京タワーとオリンピックで変貌を遂げた昭和30年代の東京を、当時の地図と写真を紐解きながら辿る本！
648円
234-1 E

*スイ・イムラン・スイディキ
これだけ言えれば会話が続く！英語表現100
言いたいのに言えないもどかしさを解消します！自分の気持ちや仕事、趣味について話せること間違いなし。
650円
235-1 E

*スイ・イムラン・スイディキ
ニュアンスまでわかる！伝わる！英語表現200
「今日は楽しかった」「現実を見て！」など言えそうで言えない英語表現が満載。これさえ覚えれば会話ができます！
650円
235-2 E

帯津良一
からだが整う呼吸法
ふだんの呼吸を少し変えるとストレスに強くなる。「新呼吸法」を編み出した著者の悩みやストレスを解消するための生き方アドバイス。
650円
236-1 A

*印は書き下ろし

表示価格はすべて本体価格（税別）です。本体価格は変更することがあります。

だいわ文庫の好評既刊

鴨下一郎
「疲れやすい」が治る本
ダル～いからだが軽くなる！
せっかくの休日も寝て過ごしてしまう人に読んで欲しい疲れをコントロールする本。頭の疲れと体の疲れの区別をつけ元気に過ごす！
650円
237-1 A

*飯山雅史
ニュースがすっきり頭に入る
入門アメリカ政治
保守とリベラルを分断する「政府の役割」「宗教」「外交政策」の3つがよくわかる！『ミヤネ屋』コメンテーターが解説！
650円
238-1 H

*青山浩之
今すぐ「美文字」が書ける本
「クセ字は直らない」と悪筆をあきらめていませんか。努力や素地ではなく、ちょっとしたコツを知れば美文字が書けます。
650円
239-1 E

*満尾正
40歳からの「体の不調」をなくす本
アンチエイジングの第一人者が教える「若返り」の秘訣！　疲れやすい、病気になりやすい体を「医者いらず」に変える方法が満載！
600円
240-1 A

*金田一秀穂 監修
コトテクリサーチ
1語1分！
「現代用語」のおさらい事典
知ったかぶりしてたあの言葉、ちょっと曖昧だったカタカナ語、間違えると恥ずかしい日本語、全部一語一分で復習できる！
650円
241-1 E

久保憂希也
文系ビジネスマンでもわかる数字力の教科書
当たり前なのに3％の人しかやってない仕事の数字をつかむ術
これからの時代、「数字は苦手でして」では真っ先にクビ！　いまのビジネスに必要な「数字力」がすっきり全部身につく本。
650円
242-1 G

＊印は書き下ろし